ここからはじめる！

神経伝導検査・筋電図ナビ

福岡国際医療福祉大学 教授　飛松 省三　監修
大勝病院 院長　有村 公良　編

南山堂

執筆者一覧 (五十音順)

有村公良　　大勝病院　脳神経内科

有村由美子　大勝病院　脳神経内科

中村友紀　　鹿児島大学病院　脳神経内科

吉村道由　　いまきいれ総合病院　脳神経内科

監修の序

「ここからはじめる！ 神経伝導検査・筋電図ナビ」が鹿児島大学の有村公良先生・由美子先生達のグループの手により完成しました．監修者として校正刷りを読んだとき，これは素晴らしい本であると感激しました．「ここからはじめる！」とあるように，神経伝導検査・筋電図において初心者がまず理解すべき点を分かり易く解説してあります．章末には「ポイント」が簡潔にまとめてあり，どこがポイントか直ぐに分かります．それを見て，もう一度章の内容を復習することができます．また，随所に「一口メモ」があり，専門的な知識を得たい読者にとっては，至れり尽くせりの内容です．これにより，神経伝導検査・筋電図の基本的事項から検査のコツ，所見の捉え方まで，1冊でマスターできるよう，平易でポイントを押さえた解説書になりました．

第Ⅰ部は「神経伝導検査・筋電図を実践しよう」というタイトルで，5章から構成されています．神経伝導検査，針筋電図検査，神経筋接合部検査の基本原理と手技が自然と頭に入るような章立てとなっています．初心者が陥り易いピットフォールにも気配りがなされています．第Ⅱ部は「神経筋疾患での電気生理診断 electrodiagnosis の進め方」と題して，「病変部位や疾患毎の電気生理検査の組み方」と「症例からみる検査の選択と解釈」から構成されています．どういう風にして神経伝導検査・筋電図を行えば，正しい電気生理学診断に結びつくのか，著者らの思考過程が示されています．手当たり次第に検査をするのではなく，ステップバイステップで，臨床徴候と検査所見をつなごうとする著者らの電気生理診断への熱い思いが伝わってきます．

本書が入門書として，神経内科，整形外科，リハビリテーション科など関連各科の研修医あるいはこれから筋・末梢神経系の研究を志す研究医のお役に立つと確信しています．もちろん，検査技師さんにも必携の書であり，一読することをお薦めします．

2019年5月

九州大学大学院医学研究院　臨床神経生理学分野

飛松 省三

編集の序

　本書はこれから神経伝導検査・筋電図などの末梢の電気生理検査を学ぼうという医師，検査技師，リハビリテーションスタッフなどを対象に作成しました．

　電気生理検査は神経・筋疾患の診断に重要ですが，内容が広範囲にわたり初学者には取り付きにくいという声も聞こえます．本書は末梢の電気生理検査を始めようとする初学者や，検査を行っているものの，より基本を理解したいという方を対象にしています．

　臨床神経生理（電気生理検査を含む）の教科書としては木村淳先生の世界的名著の「Electrodiagnosis in Diseases of Nerve and Muscle」や日本語では木村淳先生，幸原伸夫先生の「神経伝導と筋電図を学ぶ人のために」などがよく知られています．本書はこれらの教科書を理解する上でも参考になればと思っています．本書で読者が「末梢の電気生理検査はおもしろい！」と思って頂ければ幸いです．

　また臨床医にとっては，電気生理検査は，脊髄前角細胞を含む二次運動ニューロン，末梢運動・感覚神経，神経筋接合部，筋の生理学的機能を見るとともに，その病変に対する診断に繋がる重要なステップであり，電気生理診断と呼ばれます．その検査手技は多様ですが，一般の臨床検査室でルーチンに行われるのは，末梢神経伝導検査，反復神経刺激検査，筋電図検査であり，本書ではこの3つの検査を中心にして，わかりやすく解説するとともに，その報告書の書き方，さらに病態把握から電気生理診断の基本的考え方について説明しています．第Ⅱ部ではこれらの電気生理検査を用いて，実際の症例で所見の読み方，診断の仕方についても実例を挙げて解説しています．

　では電気生理検査を楽しみましょう！

2019年5月

大勝病院　脳神経内科

有 村 公 良

目　次

第Ⅰ部　神経伝導検査・筋電図を実践しよう

第1章　神経伝導検査・筋電図を楽しもう！　（有村公良）　2

① 神経伝導検査・筋電図で何がわかる？　2
② 各検査の概要と歴史　5
③ ME機器と器具　12
④ 検査に必要な基礎的な神経・筋の解剖・生理　16

第2章　神経伝導検査　（吉村道由）　22

① 神経伝導検査で何がわかるのか　22
② 伝導検査に必要な末梢神経の解剖，構造　23
③ 伝導検査の理解に必要な末梢神経の生理学　25
④ 神経伝導検査の一般的な方法と注意　26
⑤ ルーチン検査の実際の手技　53
⑥ 異常の解釈　64
⑦ 報告書の書き方　70

第3章 針筋電図 　　　　　　　　　　　　　　　　　　　　　（有村公良）74

- ① 針筋電図をする際に知っておくべき生理学・解剖の知識 …… 74
- ② 筋電図検査でわかること ……………………………………… 75
- ③ 筋電図検査の方法 ……………………………………………… 76
- ④ 実際の筋電図検査 ……………………………………………… 82
- ⑤ 針筋電図の異常での大まかな部位診断 ……………………… 111
- ⑥ 中枢性異常の筋電図 …………………………………………… 112
- ⑦ 経過を加味した，もう少し詳しい部位診断 ………………… 115
- ⑧ 針筋電図の報告書の書き方 …………………………………… 119

第4章 神経筋接合部検査 　　　　　　　　　　　　　　　　（中村友紀）124

- ① 検査の基礎と注意点 …………………………………………… 124
- ② 検査の手技 ……………………………………………………… 131
- ③ 報告書の記載と検査の解釈 …………………………………… 136

第5章 その他の電気生理検査 　　　　　　　　　　　　　　（中村友紀）140

- ① 単線維筋電図 …………………………………………………… 140
- ② 瞬目反射 ………………………………………………………… 149
- ③ exercise test …………………………………………………… 153
- ④ 自律神経機能検査 ……………………………………………… 159

第Ⅱ部 神経筋疾患での電気生理診断 electrodiagnosis の進め方

第1章 病変部位，疾患ごとの電気生理検査の組み方
（有村公良）168

① 脊髄前角細胞障害 ……………………………………… 168
② 神経根病変 ……………………………………………… 170
③ 神経叢障害 ……………………………………………… 174
④ 多発ニューロパチー …………………………………… 177
⑤ 単ニューロパチー ……………………………………… 179
⑥ 筋疾患 …………………………………………………… 181
⑦ 神経筋接合部疾患 ……………………………………… 183

第2章 症例からみる検査の選択と解釈
（有村由美子）187

① 手根管症候群 …………………………………………… 187
② 肘部管症候群 …………………………………………… 190
③ 橈骨神経麻痺 …………………………………………… 194
④ 腓骨神経麻痺 …………………………………………… 197
⑤ 糖尿病性神経障害 ……………………………………… 200
⑥ ギラン・バレー症候群 ………………………………… 203
⑦ 慢性炎症性脱髄性多発ニューロパチー ……………… 207

- ⑧ 血管性ニューロパチー ………………………………………… 210
- ⑨ 遺伝性ニューロパチー ………………………………………… 213
- ⑩ 筋萎縮性側索硬化症 …………………………………………… 219
- ⑪ 腕神経叢障害 …………………………………………………… 223
- ⑫ 頸髄症性神経根障害 …………………………………………… 225
- ⑬ 重症筋無力症 …………………………………………………… 229
- ⑭ ランバート・イートン筋無力症候群 ………………………… 232
- ⑮ 筋　　炎 ………………………………………………………… 238
- ⑯ 封入体筋炎 ……………………………………………………… 241
- ⑰ 筋強直性ジストロフィー ……………………………………… 244

　　索　引 ………………………………………… 249

第 I 部

神経伝導検査・筋電図を実践しよう

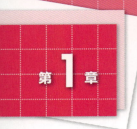

第1章 神経伝導検査・筋電図を楽しもう！

① 神経伝導検査・筋電図で何がわかる？

　手足の筋力低下があったとき，神経学的診察でまずは中枢性か末梢性か？ あるいは正常（心因性など）か？ を鑑別します．末梢性であれば電気生理検査（神経伝導検査，筋電図，反復神経刺激検査など）で異常がみられ，中枢性であれば基本的に異常はみられません．次に，異常があるとき，例えば筋力の低下がある場合，神経の異常か，神経筋接合部や筋の異常かを電気生理学的に鑑別できます．さらに神経の異常も脊髄前角細胞か，神経根か，あるいは末梢運動神経かを鑑別できます．また神経伝導検査で末梢神経に異常を認めた場合，その分布や軸索変性・脱髄などの病態にも迫ることができます．このように異常の有無だけでなく，病変部位，病態も明らかにすることができ，しかもこれらの検査の多くは2時間以内で可能であり，非常に有用な検査といえます（表1-1，図1-1）．

● 画像検査や他の検査で診断できるのでは？

　近年，画像検査や遺伝子検査の進歩がめざましく，特に中枢性神経疾患では重要な位置を占めています．末梢性神経疾患でも，MRI，超音波検査などの画像診断が進歩していますが，形態異常をみることはできても，その機能異常を調べることはできません．理想的には両者を合わせて診断することです．また遺伝性神経・筋疾患では最終診断は遺伝子検査になります．しかしすべての遺伝子異常を一挙に検査することは，現状では技術とコストの面で難しく，まずは電気生理検査で診断を絞る必要があります．このように電気生理検査は機能異常をみるという点で非常に優れた検査であり，これからも必要とされる検査です（表1-2）．

表 1-1 電気生理検査でわかること

1. 麻痺が中枢性か末梢性かがわかる
2. 末梢性であれば，二次運動ニューロンの障害，神経筋接合部の障害，筋の障害などの部位診断が可能
3. 二次運動ニューロン障害でも，前角細胞・神経根障害，神経叢・末梢神経の障害かの部位診断が可能
4. 感覚障害が末梢神経障害によるかどうかがわかる
5. 末梢神経障害の主体が脱髄か軸索障害かがわかる

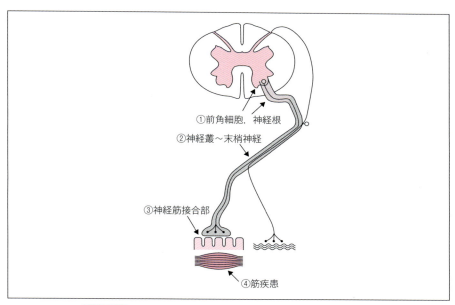

図 1-1 神経伝導検査・筋電図でわかること（部位診断）

●電気生理検査と電気生理診断の違いは？

　神経伝導検査，筋電図，反復神経刺激検査などの電気生理検査は末梢神経・筋疾患の診断として非常に簡便で有用な検査です．これらの検査を駆使して，異常の部位や機能を調べ，臨床診断と照合して臨床診断に合致するかどうかを診断するのが電気生理診断 electrodiagnosis です．最も基本的な電気生理診断は「神経学的検査で筋力低下のある筋が神経原性か，筋原性か？」を簡便かつ客観的に見

表1-2 神経・筋疾患の診断法の比較

	電気生理検査	MRI 検査	神経・筋超音波検査
末梢神経			
形態	×	○	○
機能	○	×	×
障害分布	○	△	△
近位部	△	○	△
神経筋接合部	○	×	×
筋			
障害分布	△	○	○〜△
診断特異性	○	△	△〜×
簡便性	○	×	○

＊理想的には機能異常（電気生理検査）と形態異常の両方を調べることですが，電気生理検査の方がより情報量が多くなります．

分けることです．電気生理検査は心電図検査などと異なり，正常か否かをみる以外に，診察で異常が疑われる所見を確認することが主な目的となります．そのため検査の前にしっかりとした神経学的診察と臨床診断が必要です．次にその診断に基づき必要最小限の検査を選択し，さらに検査を行うべき神経・筋を選択します．検査結果に基づく電気生理診断と臨床診断が一致すれば，診断が正しかったことになりますが，もし一致しなければ，まずは臨床診断を再度検討し，その後，再度電気生理検査で確認するというプロセスをとります．検査を行う医師はこのようにして，電気生理検査を駆使して電気生理診断を行います．また検査を行う技師は，検査結果を診断医師に報告し，次の指示を聞くことが重要です（図1-2）．このように電気生理検査の結果は最終診断の重要な情報となりますので，臨床診断を加味しない電気生理診断は非常に危険です．このため電気生理診断報

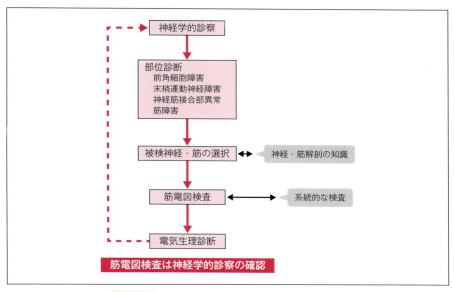

図 1-2 電気生理診断とは（筋力低下の場合）

告書には，「○○という診断に合致した所見です．」というような表現をします．図 1-3 に筆者らの病院での検査依頼書を，また図 1-4 に検査報告書の例をあげました．その他米国神経筋電気診断学会 American Association of Neuromuscular & Electrodiagnostic Medicine（AANEM）の報告書の例が web〈http://www.americanimagingpr.com/wp-content/uploads/2014/12/Sample-EMG-Report.pdf〉にありますので参考にしてください．

② 各検査の概要と歴史

A 神経伝導検査とは

神経伝導検査 nerve conduction study とは，末梢神経を刺激して筋や末梢神経から活動電位を記録することにより末梢神経の機能をみる検査です．このため筋疾患や神経筋接合部疾患では異常は認められません．筋から複合筋活動電位 compound muscle action potential（CMAP）を記録して運動神経の機能を評価

第Ⅰ部　神経伝導検査・筋電図を実践しよう

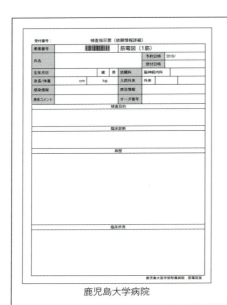

鹿児島大学病院　　　　　　　　　　　　大勝病院

図1-3 検査依頼書の例

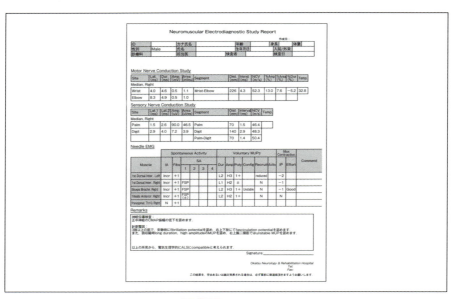

図1-4 報告書例

する方法を運動神経伝導検査と呼びます．一方，感覚神経から神経活動電位 nerve action potential（NAP）を記録し，感覚神経の機能を評価する方法を，一般的に感覚神経伝導検査と呼びます．しかし，多くの神経は運動神経と感覚神経の両方を含んでいますので，実際は混合神経伝導検査ですが，慣例として感覚神経伝導検査と呼ばれています．これは感覚神経の方が刺激に対する閾値が運動神経より低く，また伝導速度も速いため，混合神経伝導速度はおおむね感覚神経伝導検査と考えてよいからです（第2章「神経伝導検査」〈p.22〉を参照）．

● 神経伝導検査の歴史

　神経伝導検査の歴史は18世紀にさかのぼります．1791年Galvaniがカエルの実験で神経を刺激すると筋が収縮することを発見しました．神経系は魂や動物のスピリットで動かされると信じられていた時代においては画期的な発見でした．19世紀になると皮膚の上から筋肉を刺激すると収縮が起こることが発見され，電気刺激が病気の診断，治療に用いられるようになりました．1852年von Helmholtzは初めてヒトの神経伝導検査の研究を正中神経で行いました．これが神経伝導検査の始まりといわれています．その後，電流を計測する検流計や増幅器などの計測機器の進歩と矩形波刺激の開発などが発展の鍵となりました．1939年Gasserは神経伝導速度と神経線維の径との関係を明らかにし，神経伝導検査の考え方の基礎を作りました．運動神経伝導検査はHodesら（1948）がその計測法を報告しましたが，感覚神経伝導検査はDawsonら（1949）により感覚神経活動電位を加算することで初めて感覚神経活動電位を記録することに成功し，現在の神経伝導検査の基礎ができています．

● なぜ神経伝導速度検査と呼ばない？

　神経を刺激すると筋あるいは神経から活動電位が出るのですが，神経伝導速度はその中で最も速く伝わる神経の速度を反映します．一方，活動電位の振幅は，興奮した神経軸索の数を大まかに反映します．このように神経伝導検査では速度だけでなく，活動電位の振幅も重要なパラメータになるため，神経伝導速度検査とは呼ばずに，神経伝導検査と呼ぶのです．（図1-5）

第Ⅰ部　神経伝導検査・筋電図を実践しよう

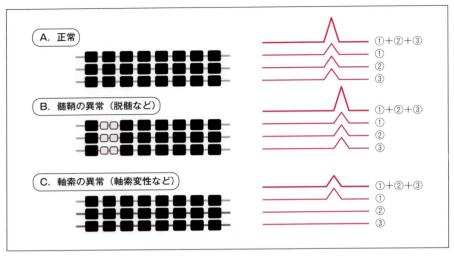

図1-5 神経伝導検査と呼ぶ理由

Bのように軸索が保たれ髄鞘が障害されると伝導速度は遅くなりますが，振幅は保たれます．一方Cのように髄鞘は保たれ，軸索が障害されると伝導速度は保たれるが，振幅は低下します．すなわち速度の異常だけでなく，振幅も重要です．

B 反復神経刺激検査とは

　運動神経を刺激すると神経終末からアセチルコリンが放出されて，筋側のアセチルコリン受容体と結合することにより，その部位に脱分極が生じ，その興奮が閾値に達してNa^+チャネルを開口させ，筋の活動電位が発生します．この神経筋伝達機能を検査するのが反復神経刺激検査 repetitive nerve stimulation study です．方法は運動神経伝導検査を応用しますが，刺激頻度を変えることで神経筋伝達機能を評価するものです．刺激方法によって低頻度刺激，高頻度刺激，随意収縮負荷などがありますが，詳細は第4章「神経筋接合部検査」（p.124）で述べます．この検査の対象となるのは，重症筋無力症，Lambert-Eaton筋無力症候群，ボツリヌス中毒，有機リン中毒などの神経筋接合部疾患です．その他に神経筋伝達機能をより詳細かつ鋭敏にみる検査として単線維筋電図 single fiber EMG 検査があります．やや難しい手技ですので本書では詳しくは述べませんが，簡単な説明は第5章「その他の電気生理検査」（p.140）にあります．

● 反復神経刺激検査の歴史

　神経筋接合部疾患の電気生理検査は Jolly（1895）が始めたといわれています．しかし実際の臨床に用いたのは Harvey & Masland（1941）です．彼らは重症筋無力症の診断として有名な CMAP の漸減 decrement を初めて記載しています．さらに Desmedt（1973）は低頻度刺激がより有用であることを示し，神経筋伝達検査として確立しました．

● 筋電図検査とは

　筋電図検査 electromyography とは，筋力低下や筋萎縮があるときに，その原因となる病変がどこにあるのかを診断するために行う検査です．実際は針電極を調べたい筋に刺入し，筋活動電位を記録します．筋の興奮性は脊髄前角細胞から直接支配されています．1個の脊髄前角細胞とそれが支配するすべての筋線維群を運動単位 motor unit と呼びます．筋電図では軽い随意収縮を行いながら，同期する筋活動電位を記録することで，この運動単位の活動（運動単位〈活動〉電位 motor unit〈action〉potential〈MUP〉）を記録し，その異常をみることができます（図1-6）．詳細は第3章「針筋電図検査」（p.74）で述べますが，筋力低下が脊髄前角細胞，末梢運動神経で構成される二次運動ニューロンの異常によるものか，または筋そのものの異常によるものかを MUP 波形や発火様式を解析することで鑑別できます．一方，脊髄前角細胞より上位の脊髄や脳に異常があっても MUP 波形には異常はみられません．しかし発火の様式に異常がみられます．このように筋力低下が中枢性か末梢性か，さらに末梢性であれば神経原性か筋原性かを診断可能です．筋力低下の診断には非常に有用な検査です．

● 筋電図検査の歴史

　筋電図検査の歴史は20世紀初頭にさかのぼります．1920年代に Liddle と Sherrington が"運動単位 motor unit"という生理学的概念を導入しました．この motor unit を調べるために MUP の記録が試みられたわけですが，当初は未熟な針電極のために比較的大きな電位しか記録できませんでした．1929年

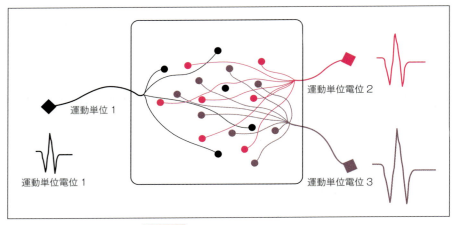

図1-6 運動単位と運動単位電位

Adrianが初めて同芯針電極を作成し，単一の筋線維からの電位を記録できるようになりました．また拡声器により音を同時に聞くことで，より正確な記録ができるようになりました．さらに新しい電極，音源とともに差動増幅器を用いてより小さな電位を明瞭に記録できるようになり，AdrianとBronk（1929）は随意収縮下で単一の運動単位電位（MUP）を記録することに成功しました．興味深いことに同じ年に脳の電気活動である脳波も初めて記録されています．1930年代になると陰極線オシロスコープが開発され筋電図検査がさらに発展しました．第二次世界大戦が始まると，末梢神経の外傷の診断に神経伝導検査とともに筋電図検査が重要となってきました．とくに神経が損傷されて神経筋の機能的連絡が途絶える脱神経状態の診断として筋電図検査が非常に重要となってきました．Weddleら（1943）はこの脱神経の過程を明らかにし筋電図検査の有用性を確立しました．その後ポリオ，下位運動ニューロン疾患，神経根障害などへの筋電図の臨床応用が次々となされていきました．そして1955年にはMarrinaciが英語圏で最初の筋電図の教科書を発表し，1957年には現在でもしばしば用いられるBuchthalの有名なモノグラフが出版されました．特殊な筋電図としては，1963年にEkstedtとStålbergにより，単一の筋線維活動電位を明瞭に分離記録できる単線維筋電図電極を開発し，より詳細な運動単位機能の解析や神経筋伝達機能

の解析が可能となっています．

　日本では1950年頃から東京大学の時実利彦，津山直一らにより筋電図の研究が開始され，1951年12月には第1回筋電図研究会が開催されています．これは米国の筋電図学会設立の1953年より早く，のちの脳波・筋電図学会を経て現在の日本臨床神経生理学会へと続いています．1952年には時実・津山著の「筋電図の臨床」が出版されており，日本の筋電図研究が世界の最先端にあったことを物語っています．

　本書では一般のルーチン検査で用いられる検査方法を中心に記載しています．例えば筋力低下がある患者では，前述の検査を組み合わせることにより部位診断が可能となります．（図1-7）一方このほかに，単線維筋電図，exercise test，自律神経検査など，やや特殊な末梢神経・筋の電気生理検査もあります．これらの検査に関しては知識として簡単に記載することにとどめており，詳細はもっと詳しい教科書を参照してください．

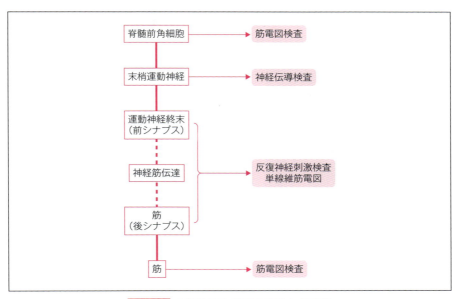

図1-7　末梢性筋力低下の部位と検査法

3 ME機器と器具

末梢電気生理の進歩には機器の進歩が欠かせません．初期の筋電計は真空管を用いたアナログ増幅器とオシロスコープの組み合わせで，その後，真空管からトランジスタへ発展し，記録計も付くようになりました．（図 1-8）その後，増幅器はアナログながらも波形処理はデジタル化し，さらに加算装置も加わりました．そしてついにはフルデジタル化された筋電計が登場し，現在の筋電計へと発展しています（図 1-9）．

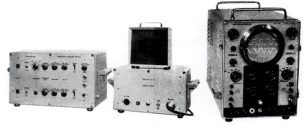

A. 1951年発売 2ch 真空管式アナログ筋電計

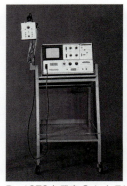 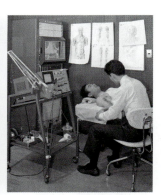

B. 1970年発売 2ch トランジスタ式 アナログ筋電計 感光紙記録装置付き

図 1-8 筋電計の歴史（アナログ筋電計）

（日本光電工業（株）提供）

第1章 神経伝導検査・筋電図を楽しもう！

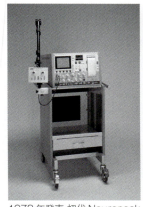
1978年発売 初代Neuropack
神経伝導検査が可能となった．感度やフィルタの設定はアナログ，波形処理はデジタル方式の筋電計．

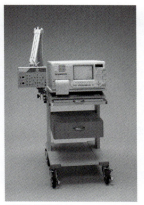
1993年発売 Neuropack Σ
フルデジタル方式の筋電計．検査メニューをプリセット可能．各種誘発電位が測定可能．

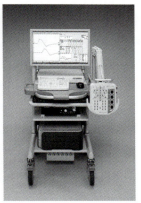
2008年発売 Neuropack X1
デスクトップパソコンを使ったフルデジタル筋電計．

図1-9 筋電計の歴史（デジタル）

（日本光電工業（株）提供）

A 電 極

　通常の神経伝導検査には表面電極が，筋電図には針電極が使われます．

　表面電極は一般には銀でできた円形あるいは四角形のものが使われます．円形のものは1cm程度のものが使われますが，乳幼児では直径5mmの小さな電極も使います．アーチファクトの原因となる皮膚表面でのインピーダンスを下げるため，電極と皮膚の間に伝導性クリームを塗布して使用します．特に記録される活動電位が小さな感覚神経伝導検査では，電極を装着する前に少量の研磨剤などでさらに皮膚のインピーダンスを落とすこともあります．

　通常の筋電図検査に用いる針電極には，1）同芯針電極，2）単極針電極があります．同芯針電極は注射針の中にワイヤ電極を封入・固定し，外套管との電位差を記録する構造で，直径0.45mm程度のものが多く使用されます．日本では最も一般的に使用されている電極です．一方，単極針電極は平均直径0.3〜0.45mmで先端の0.2〜0.4mm以外の部分をテフロンなどで絶縁してあります．北米では

一般的に使用されている電極です（図 1-10）．同芯針電極は電極の中に記録電極と基準電極が同封されており，比較的記録が安定しますが，電極の向いている180°の範囲しか記録できません．一方，単極針電極は離れたところに別に基準電極が必要となり，このためアーチファクトの影響を受けやすいのですが，記録範囲は360°となり，より広汎な部位の電位を記録でき，活動電位の振幅も大きくなります．（図 1-11）このような違いから，同じ施設で用いる針電極は，常にどちらかに決めておくことが重要です．

B 筋電計

現在の筋電計はすでに述べたように，ほとんどがデジタル化されていますが，基本的構造は，1）前置増幅器，2）主増幅器，3）オシロスコープ，4）記録装置からなっています（図 1-12）．

● 増幅器

増幅器は記録する生体信号が極めて小さく，外界のさまざまなノイズ，特に交流電源から発生する電磁場の影響を受けやすいため，生体信号のみを増幅する差動増幅器が用いられます．これは2つの電極には，外界からの雑音は等しく影響

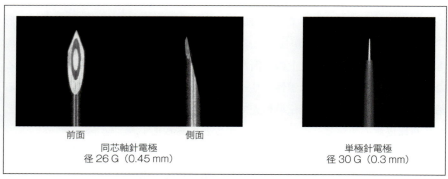

前面　　側面
同芯軸針電極
径 26 G（0.45 mm）

単極針電極
径 30 G（0.3 mm）

図 1-10 同芯型針電極と単極型針電極

外筒は，ステンレス，芯線は Pt/Ir（プラチナ／イリジウム）
芯線の直径は 0.15 mm
芯線の断面積は 0.073 mm^2

（日本光電（株）提供）

第1章 神経伝導検査・筋電図を楽しもう！

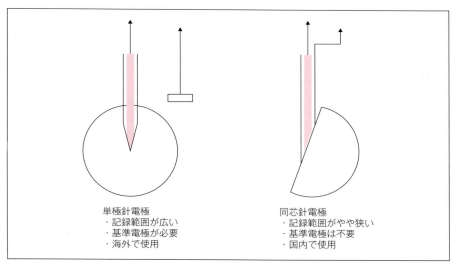

図 1-11　同芯針電極と単極針電極の記録範囲

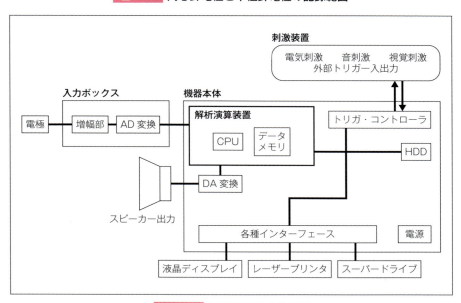

図 1-12　筋電計の構成模式図

「関東神経生理検査技術研究会：筋電計の構造」（http://www2.oninet.ne.jp/ts0905/emg/emg09.htm より）

15

しているため，それらを相互に打ち消し，電極間で発生する生体信号の電位差のみを増幅するという技術で，筋電計に必須のものです．しかし筋電計の周囲の電磁場が大きければ影響を免れません．そのため筋電図室および筋電計，ベッドなどの接地を効果的に行わなければなりません．

● 周波数特性

市販の筋電計には，記録したい生体信号の種類に応じて周波数特性を調整する，高域・低域フィルターが備えられています．ちょうどオーディオ装置で聞きたい高い音や低い音に併せて帯域フィルターを調整することと同じです．神経伝導検査と針筋電図検査では設定するフィルターは異なります．神経伝導検査では 20 Hz～5 kHz，筋電図検査では 10～10 kHz の範囲で記録することが一般的です．このフィルターの設定は波形に大きな影響を与えるため，常に注意しておくことが重要です（図 1-13）．

● アーチファクト

生体信号の記録は，アーチファクトとの戦いといっても過言ではありません．現在は機器のデジタル化が進み，以前よりアーチファクトは少なくなりましたが，検査時にアーチファクトが混入した場合には，何が原因かを考え適切に対処することが重要です（図 1-14）．

④ 検査に必要な基礎的な神経・筋の解剖・生理

各検査に必要な解剖・生理の知識は各章で説明しますが，ここでは一般的な事項にしぼって説明します．

検査を行う際には，検査以前に基礎的な解剖の知識や生理学的知識が必要となります．例えば，神経伝導検査を行う際には，神経の走行・支配する筋群などの解剖と，神経伝導の生理学（興奮の伝播様式，跳躍伝導，伝導に影響を及ぼす温度などの因子）を知る必要があります．多くの筋電図の教科書にはこうした項目が必ずありますが，本書で読者の理解を容易にするために，各検査の項目の中に

第1章 神経伝導検査・筋電図を楽しもう！

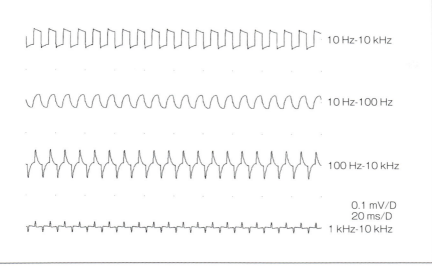

図 1-13 帯域フィルターの効果

帯域フィルターを変化させた場合の波形の変化．
帯域フィルターの波形への影響が大きいことに注意．

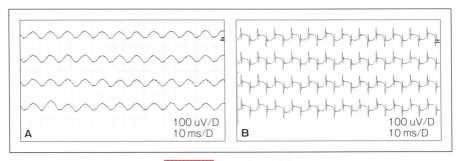

図 1-14 アーチファクト

A. 交流のアーチファクト：接地が不十分な場合に起こりやすい．
B. 蛍光灯のアーチファクト：針筋電図検査の時に起こりやすいので，蛍光灯を消します．

Ⓐ 静止膜電位と活動電位

● 静止膜電位

　細胞膜の内外にはほぼ等量のイオンが含まれ，細胞内ではK^+の濃度が高く，Na^+とCl^-の濃度が低いことが知られています．細胞が興奮しない静止状態では，これらのイオンは平衡状態を保ち，細胞内が電気的に陰性であり，これを静止膜電位と呼び骨格筋では約−90 mVです．

● 活動電位

　この静止状態に何らかの興奮（電気刺激や神経終末からのアセチルコリン放出による筋膜の局所電流など）が起こると，この静止膜電位は徐々に電気的に陽性方向に向かいます．これを脱分極といいます．この静止膜電位が一定のレベル（閾値）に達すると，それまで閉じていたNa^+チャネルが一斉に開き，Na^+が細胞内に急激に移動し，膜電位が＋50〜＋70 mVに急激に反転し活動電位が発生します．膜電位が陽性に反転するとNa^+チャネルが不活性化しNa^+の流入が止まり，一方K^+の流入が増大して，一過性に静止膜電位よりも陰性になります．これを過分極といいます．そしてその後，徐々に静止膜電位に回復していきます（図1-15）．細胞膜のある部分で脱分極が起こると，その興奮は周囲にも拡がり，その部分の脱分極を引き起こします．そして興奮が波及した部位が閾値に達すると活動電位が発生し，このように興奮が両方向性に伝播します．

Ⓑ 神経伝導検査に必要な基礎知識

　まずは神経の走行と支配する筋群を知る必要があります．ルーチン検査で必要な解剖は第2章「神経伝導検査」（p.22）に記載してありますが，その他は必ず解剖書やもっと詳しい教科書を参照してください．神経伝導に必要な基礎知識も第2章に記載してあります．この中で，神経伝導検査は主に大径有髄線維の機能

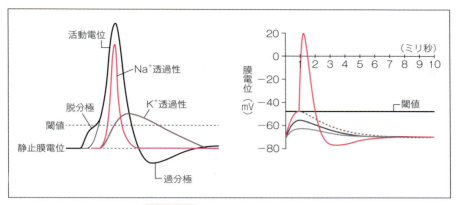

図 1-15 静止膜電位と活動電位

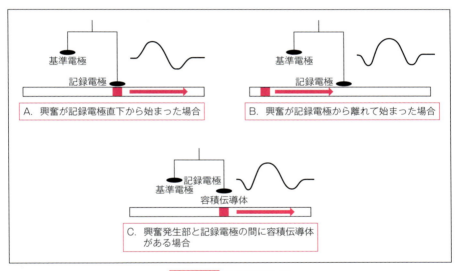

図 1-16 容積伝導とは

を見ていること，跳躍伝導を含む興奮の伝播様式とそれによる波形の変化についての知識は重要です．また生体での記録では興奮する神経と皮膚上からの記録の間には他の生体組織が介在し，波形が変化することも知っておく必要があります（図 1-16）．末梢神経の病変は，大きく軸索変性と髄鞘異常（髄鞘形成不全・脱髄）に分けられ，その原因疾患も異なります．電気生理診断を行う上では，それ

それの病態を伝導検査のパラメーターや波形の変化からどのように捉えるかは非常に重要です．これらに関しても第2章に記載してあります．

C 筋電図検査に必要な基礎知識

　筋電図検査では，まず刺入する筋の同定が重要であり，そのためには解剖の知識とともに，その筋の機能（動き）を知る必要があります．詳細は園生雅弘先生の教科書[6]などを参考にすると良いと思います．生理学的知識としては，運動単位の概念，安静時電位の波形の起源とその病態生理，運動単位電位の波形の成り立ちとその病態生理，動員の様式などの知識が筋電図の評価には必要です．これらに関しては，第3章「針筋電図」(p.74)の各項目で述べています．

D 神経筋接合部検査に必要な基礎知識

　神経筋接合部検査，とくに神経反復刺激検査では，刺激頻度による神経筋伝達機能の違いに関する生理学的理解が必要です．これを理解しないと結果の評価が難しくなります．詳細は第4章「神経筋接合部検査」(p.124)に述べてあります．

　その他，本書では電気生理診断に至る際の生理学的知識に基づいた検査結果の解釈の仕方，考え方についても述べてありますので参考にしてください．

ここからはじめるポイント

- 電気生理検査では末梢運動・感覚神経の異常の有無がわかるだけではなく，病変部位の検索ができる．
- 検査の前にはしっかりとした神経学的診察と臨床診断が必要．
- 神経伝導検査では末梢神経の機能を診る際に役立つ．
- 反復神経刺激検査では神経筋接合部疾患の診断に役立つ．
- 筋電図検査では筋力低下や筋萎縮時の原因病変の診断に役立つ．

● 文献

1) Bonner FJ Jr, Devleschoward AB: AAEM minimonograph #45: the early development of electromyography. Muscle Nerve 18: 825-833, 1995.
2) 木村　淳, 幸原伸夫：神経伝導検査と筋電図を学ぶ人のために．第2版．医学書院, 2010.
3) Kimura J: Facts, fallacies, and fancies of nerve conduction studies: twenty-first annual Edward H. Lambert Lecture. Muscle Nerve 20: 777-787, 1997.
4) AAEM Quality Assurance Committee. American Association of Electrodiagnostic Medicine:Literature review of the usefulness of repetitive nerve stimulation and single fiber EMG in the electrodiagnostic evaluation of patients with suspected myasthenia gravis or Lambert-Eaton myasthenic syndrome. Muscle Nerve 24: 1239-1247, 2001.
5) Daube JR, Rubin DI: Needle electromyography. Muscle Nerve 39: 244-270, 2009.
6) 園生雅弘：MMT・針筋電図ガイドブック．中外医学社, 2018.

第2章 神経伝導検査

① 神経伝導検査で何がわかるのか

　神経伝導検査 nerve conduction studies（NCS）は末梢神経の生理学的機能をみることで，末梢神経の病変を評価する検査です．NCS では通常は電気刺激することで発生する神経興奮性の伝導を調べます．NCS には，末梢運動神経を刺激して筋活動電位を記録する運動神経伝導検査 motor nerve conduction studies（MCS）と，末梢感覚神経を刺激して同じ神経の神経活動電位を記録する感覚神経伝導検査 sensory nerve conduction studies（SCS）および後で述べる F 波や H 波などの後期反応 late response があります．第 1 章「神経伝導検査・筋電図を楽しもう！」（p.2）でも述べたように，NCS は単に髄鞘機能を反映する伝導速度だけではなく，軸索の機能を反映する振幅も重要で，そのため神経伝導検査と呼ばれます．MCS では末梢運動神経，神経筋接合部，筋線維の興奮までを含みますが，神経筋接合部・筋病変は障害がかなり高度にならないと MCS には反映されないため，主に末梢運動神経の病変を調べるのに使われます．感覚神経では後根神経節より末梢の感覚神経の病変の有無を知ることができます．さらに F 波や H 波は末梢神経の近位部の病変を調べることができるだけでなく，脊髄前角細胞の興奮性や脊髄での反射の経路の異常なども調べることができます．このように NCS は末梢神経病変の局在の評価のみならず，臨床的には明らかでない病変（subclinical）や全身性の病変の広がりについても明らかにすることができます．さらに記録される波形の解析により，末梢神経の病変の性質（pathophysiology）を評価したり，経時的に検査することで病変の進行度や重症度なども評価できます．以上のように NCS は末梢神経病変の電気生理検査の中核をなす検査として重要です．

② 伝導検査に必要な末梢神経の解剖，構造

Ⓐ 運動神経と感覚神経

　実際の末梢神経はごく一部の神経を除き，大部分は運動神経・感覚神経が並走する形で構成されています．図 2-1 に示すように神経上膜に取り囲まれた中に，結合組織や神経芽細胞，血管を含み，その中に神経周膜に取り巻かれた神経束が存在します．その神経束の中には神経線維が多数含まれており，その中に運動神経，感覚神経や自律神経などが含まれています．運動神経は最終的に末端部で神経筋接合部を介して筋肉の収縮を司っています．MCS は神経を電気刺激し，その興奮を筋活動電位として記録しますので，その結果は 1）運動神経，2）神経筋接合部，3）筋の生理機能を複合したものになります．一方，SCS は末梢神経を刺激し同じ神経の離れたところから神経活動電位を記録しますが，腓腹神経，浅腓骨神経など一部の神経を除き，末梢神経が運動神経と感覚神経が混合して並走していることから，混合神経の伝導検査となります．ただ電気刺激に対する閾値が感覚神経では運動神経より低いため，より感覚神経の機能を反映しているとして，一般的に感覚神経伝導検査と呼ばれます．

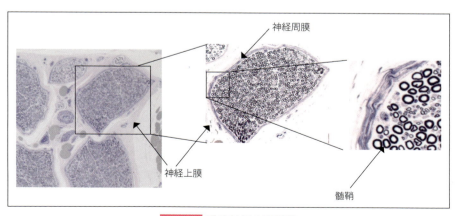

図 2-1　腓腹神経病理組織

Ⓑ 有髄神経と無髄神経

　末梢神経には有髄線維と無髄線維があります．有髄線維はSchwann細胞の外膜が軸索をらせん状に何重にも巻き込むことで髄鞘を形成しており，絶縁体の役割を担っています（図2-2）．隣接したSchwann細胞間にはRanvier絞輪と呼ばれる髄鞘の切れ目があり，その部分は軸索が露出しており，跳躍伝導saltatory conductionに関与しています．末梢神経のうち有髄神経は径の太い順にAα，Aβ，Aγ，Aδ，そしてB線維，無髄線維としてC線維があります．神経の伝導速度は軸索の直径と髄鞘の厚さで決まります．それぞれの対象となる機能や伝導速度，直径などを示します（表2-1）．触覚・位置覚・固有感覚を司る感覚神経線維や，運動神経線維は径も大きく，伝導速度も速くなります．それに対して，温痛覚や自律神経線維は径も細く，伝導速度も遅くなっています．実際のNCSでは，測定可能な神経線維として大径有髄線維であるAα，Aβが対象となります．このことは非常に重要でNCSは有髄線維，その中でも大径有髄線維の機能を検査するもので，小径有髄線維や無髄線維の異常をきたす**small fiber neuropathy**の診断には適していません．

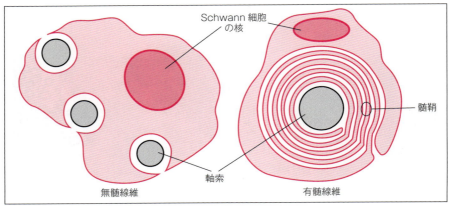

図2-2　**有髄神経と無髄神経**

表 2-1 有髄・無髄神経の分類

	Gasser の分類	直径（μm）	伝導速度（m/s）	主な機能
有　髄	Aα	12〜21	70〜100	運動，筋固有知覚
	Aβ	6〜12	40〜70	触覚，運動覚
	Aγ	4〜8	15〜40	触覚，圧覚，筋紡錘遠心系
	Aδ	1〜6	5〜15	痛覚，温覚，冷覚，圧覚
	B	1〜3	3〜14	有髄節前自律神経
無　髄	C	0.2〜1.0	0.2〜2	痛覚，温冷覚，節後自律

（木村淳，幸原伸夫：神経伝導検査と筋電図を学ぶ人のために．第2版，p.23，医学書院，2010 より）

③ 伝導検査の理解に必要な末梢神経の生理学

　NCS の神経興奮の伝導メカニズムとして，先に述べた有髄線維の跳躍伝導が重要になります．髄鞘に覆われた部分で髄鞘・軸索膜を貫通して細胞内外を行き来する膜電流は，実際上は絶縁状態にあります．一方，Ranvier 絞輪部分は髄鞘に覆われず，軸索膜上の Na^+ チャネルが高密度に存在します．検査時に局所の電気刺激を行い，刺激電極陰極 cathode 下で軸索膜の脱分極が閾値に達したときに，Ranvier 絞輪に存在する Na^+ チャネルが開き，細胞膜の透過性が急速に変化し Na^+ イオンが内向きに流れ込み活動電位が発生します．Ranvier 絞輪において興奮部位の細胞膜内が陽性となり，両側の隣接する Ranvier 絞輪の非興奮部位に向かう局所電流が流れます（図 2-3 下）．それにより隣接する絞輪の非興奮部位の細胞内に陽性電荷が蓄積し，脱分極が閾値に達するとその Ranvier 絞輪で新たな活動電位が生じます．それに伴う局所電流がさらに隣接する部位へ遠心性，求心性に広がります．つまり，Ranvier 絞輪ごとの興奮が跳躍するように伝導することとなるため，跳躍伝導と呼ばれています．最終的に中枢および末端部にまで伝導が達します．無髄線維では絞輪間の髄鞘がないため興奮は少しずつ伝播します（図 2-3 上）．無髄線維の伝達の仕組みと比べると効率的であり，伝導速度が速くなることがわかります．また，Ranvier 絞輪以外の軸索部分については，

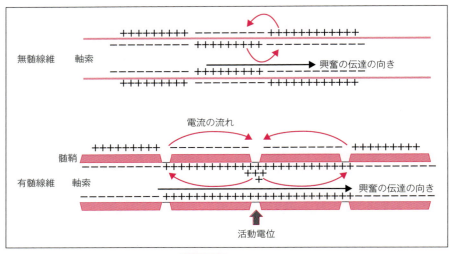

図 2-3 跳躍伝導

Na^+ チャネルの密度は Ranvier 絞輪部 $1,000/\mu m^2$ に対して $25/\mu m^2$ 程度であり，髄鞘が失われて軸索がむき出しになった場合は，脱髄部位での局所電流の漏れに加えて，この低密度な Na^+ チャネルの部位では活動電位を発生させることができないため，脱髄性の伝導ブロックを生じる結果となります．

実際の NCS は，そこに存在する数百〜数千本の神経線維が同時に興奮するため，その個々の神経の活動電位もしくは筋の活動電位の総和になります．

④ 神経伝導検査の一般的な方法と注意

Ⓐ 注意と禁忌

神経伝導検査における電気刺激は，基本的には安全性にまったく問題はありませんが，心臓ペースメーカーや心臓カテーテルを使用している場合は，十分な注意が必要です．特にカテーテルが挿入してある部位の刺激は避けるべきです．

Ⓑ 運動神経伝導検査

運動神経の場合は，刺激された神経の興奮が神経筋接合部を介して筋膜の興奮

として伝わることで記録され，M波（Mはmotorの意味）と呼ばれます．電気刺激により各々の神経線維に活動電位が発生して伝播し，それぞれに対応した筋線維で発生した活動電位の総和が複合筋活動電位 compound muscle action potential（CMAP）として記録されます．

●記録電極

　記録電極はルーチン検査では直径0.5～1.0 cmの表面電極を用います．現在報告されているNCSの正常値はこの電極で記録されていますが，電極が大きくなるとCMAPの振幅に違いが生じます．針電極は特殊な場合を除いて用いられません．CMAPは記録電極（G1）と基準電極（G2）との電位差として記録されます．理想的な配置の仕方は記録電極が電位発生源のなるべく近くにあり，基準電極が電位発生源から十分に遠い（つまり電位に影響しない）という条件を満たし，目的とする電位に紛らわしい電位やアーチファクトが混入しにくい配置をすることです．運動神経においては多数の運動神経線維にそれぞれ伝わった興奮を記録電極下の筋線維の興奮（活動電位）の総和であるCMAPとして記録することになります．これを記録するには記録電極を終板 end-plate 近傍の運動点 motor point に置き，基準電極を遠位腱付着部におく belly-tendon 法が原則となります．このように配置することでCMAPの波形は最初に陰性の振れがみられます．臨床の電気生理検査で一般に測定する電位は，興奮する筋・神経近傍から記録する近接電位 near field potential です（一口メモ〈p.38〉を参照）．G1に近づく電位は陽性に，G1直下の興奮では陰性に，また遠ざかる電位は陽性に振れます．運動神経の場合，筋の活動電位は興奮の始まる motor point と呼ばれる部位があり，そこから筋全体に興奮が伝わっていきます．そこを記録電極とすることで，initial deflection（立ち上がり時の陽性の振れ）のない波形の記録が可能となり，理想的な電極位置となります（図2-4）．

●刺激方法

　神経の刺激は専用の刺激電極を用い，陰極 cathode と陽極 anode の間で発生する矩形波電流で刺激します．刺激電極間距離は3～5 cmがよいとされていま

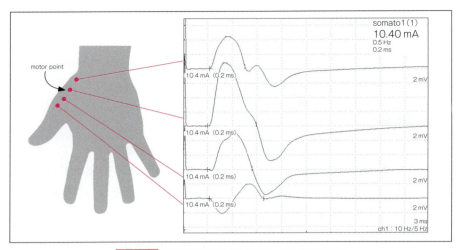

図 2-4 記録電極 G1 の位置による波形変化

すが，市販の刺激電極で十分です．実際の刺激は神経を脱分極させる陰極から起こり，陽極は過分極を起こします．このため筋に近い遠位部に陰極を置きます．陽極を遠位部に置いた場合は興奮がブロックされる可能性があり，anodal block と呼ばれています（一口メモ〈p.29〉を参照）．

刺激はなるべく神経に近い所に陰極を固定し電気刺激を行うことが大切で，そうすれば少ない電流で十分な刺激が可能となります．刺激の電流が大きくなるにつれて，刺激される半径が広くなり，他の神経も刺激してしまう可能性があり，近い所を走行する別の神経を不必要に刺激しないためにも，神経の走行を探しながら刺激電極の位置を決める必要があります．また不必要に刺激を大きくすると，患者の検査時の刺激に伴う痛みが起こりやすくなりますので，刺激電極の置き方は重要です．実際には，弱い刺激で興奮の出始めが記録できた場合には，そのままの刺激強度で，刺激位置を記録電極との距離が変わることがないように少し平行移動させ（sliding），得られる CMAP が最大になる位置が最適な場所となります（図 2-5）．

刺激強度は刺激の持続時間 duration と電流の強さにより決まります．実際の刺激は通常持続時間 0.2 ms（0.1 ms〜0.2 ms）の矩形波を用います．MCS では刺

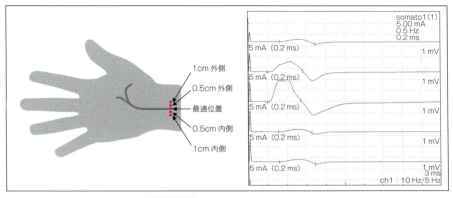

図 2-5 刺激電極位置の調整

激閾値が大きく十分な興奮を起こせない場合には，それに応じて 0.3 ms，0.5 ms，ときに 1.0 ms の持続時間の刺激を用いることもあります．また電流の強さは最大上刺激（筋活動電位の振幅が最大となる最大刺激の 20〜30％ 増）とします．刺激は単発刺激もしくは 0.5〜1 Hz の頻度で行います．高い刺激強度では，痛みに応じて単発刺激を考慮した方がよく，刺激の頻度が高いほど感覚的な痛みは強くなります．

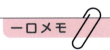

anodal block（陽極性伝導遮断）

　神経刺激を行った場合に脱分極を起こすのは陰極です．そのため，刺激電極と測定電極の距離としては，陰極から測るのが正しく，陰極を記録電極に近い方に置きます．不注意に陰極と陽極が逆になった場合，陰極下では脱分極，陽極では過分極になるため，陰極で起きた脱分極が伝播し，陽極下を通過するときに，その過分極が障壁となってしまい伝導遮断されてしまう場合があります．これを anodal block といいます．実際上は十分な刺激を行えば anodal block は問題になりませんが，その分刺激強度を強くする必要があります．その際脱分極は陰極から起こるので，陰極と陽極の距離の分潜時が伸びることに注意して下さい．

● CMAP 波形の解析

a. 振幅と面積

　CMAP 振幅 amplitude は基線からの陰性ピークの立ち上がりとそのピーク間で測定します（図 2-6）．また面積 area は陰性ピークと基線で囲まれた面積を測定します．CMAP 振幅や面積は神経の興奮で引き起こされる筋活動電位の総和ですが，末梢神経障害の場合は，刺激により興奮する神経軸索の総和を反映します．このため末梢神経障害で，特に軸索が障害されると振幅は低下します．理論的には筋線維の数の減少でも起こりますが，筋萎縮が強くならないと低下しません．一方，CMAP はすべての筋線維の活動電位の単純な総和ではなく，個々の神経線維の伝導速度が異なるため，最速の線維の到達した時点で発生した筋活動電位から，遅い線維が到達した時点の筋活動電位までの時間的なズレも含めた筋活動電位の総和としての振幅や複合波形の面積となります．このため CMAP 振幅や面積は脱髄でも減少します．

b. 持続時間

　CMAP 持続時間 duration は，陰性ピークの立ち上がりと，基線へ戻るまでの時間で表します（図 2-6）．先に述べたように，神経の直径にはばらつきがあり，速い線維と遅い線維が存在し筋へ到達する時間にもばらつきが出ることから，CMAP 波形にも持続時間が発生します．また神経の活動電位持続時間に比較して，個々の筋の活動電位持続時間は長いため，筋の活動電位の総和として記録される CMAP も持続時間の長い波形として記録されます．近位部 proximal 刺激の CMAP 持続時間は遠位部 distal 刺激の CMAP 持続時間より若干長くなります．これは近位部刺激の方が伝導する距離が長いため，その分速い線維と遅い線維の到達時間に差が出るからです．このような近位部刺激の CMAP 持続時間の延長を生理的時間的分散 temporal dispersion といいます（図 2-7）．脱髄病変があると，近位部刺激による CMAP 持続時間は速い線維と遅い線維の間の潜時がさらに大きくなるため，遠位部 CMAP 持続時間よりもさらに長くなります．これを病的な temporal dispersion といいます（図 2-8）．

第2章 神経伝導検査

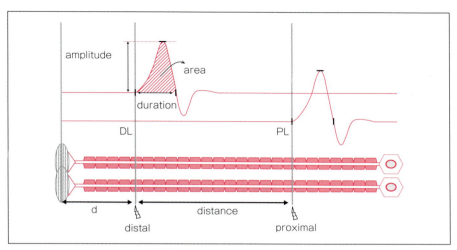

図 2-6 運動神経のパラメータ

DL: distal latency, PL: proximal latency

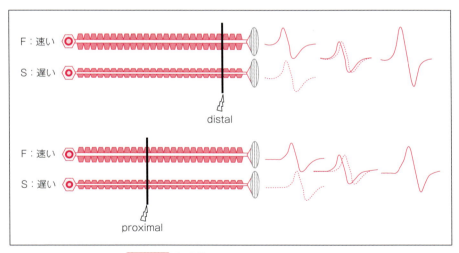

図 2-7 生理的 temporal dispersion

c. 潜　時

　潜時 latency は刺激から陰性ピークの立ち上がりまでの時間のことで，最も速い神経が支配する筋に活動電位を発生させるまでの時間に相当します．この中に

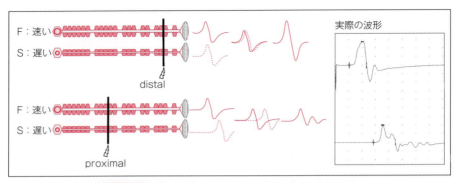

図 2-8 脱髄による病的な temporal dispersion

は 1) 神経の伝導時間, 2) 神経筋接合部の伝達時間, 3) 筋線維の伝播時間が含まれます. 潜時の測定はほとんどの筋電計では自動的に検出され測定されます. もしマニュアルで行う場合は筋電計の感度 gain によって潜時が変わることに注意が必要です. 一般には 200 μV/div の感度が適当とされています[1]. 潜時は遠位刺激の遠位潜時 distal latency (DL) と近位刺激の近位潜時 proximal latency (PL) を測定します.

d. 伝導速度

運動神経伝導速度 motor nerve conduction velocity (MCV) は 2 点を電気刺激し, その潜時差と 2 点間の距離 distance から算出します. これは潜時には神経線維の伝導以外に神経筋伝達時間や筋線維伝播時間が含まれているため, 2 点での潜時の差 (PL − DL) を求めることで, 神経伝導時間のみを計測して, 距離を割ると伝導速度が算出できるからです. あくまでその 2 点間の神経伝導速度であるということが重要です. また MCV は最も速い線維の速度を反映しています.

$$\text{MCV} = \text{distance}/(\text{PL} - \text{DL})$$

遠位部の伝導速度は測定できないのですが, 一般には遠位刺激部位と記録電極間の距離を一定にして測定した潜時で代用します. このため CMAP 測定時には遠位刺激部位と記録電極間の距離を一定にして測定した正常値と比較します.

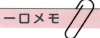

> **その他のパラメータ**
>
> 前述のパラメータから計算される計算上のパラメータがあります．
>
> ### 1) residual latency
>
> 残余潜時 residual latency（RL）と呼ばれる末梢神経障害の index があります．測定された MCV から予想される遠位刺激の潜時と実際の測定された潜時 DL の差になり，遠位部の末梢神経障害の指標になります．遠位部の刺激部位から記録電極までの距離を d として下記のように計算されます．
>
> $$RL = DL - d/MCV$$
>
> 速度の測定をした 2 点間よりも，その末梢での髄鞘障害が強いと仮定すると，DL が大きいため，より RL が大きくなり，近位部の髄鞘障害の方が強ければ，MCV が小さくなることで RL が小さくなります．
>
> ### 2) terminal latency index
>
> residual latency に類似したものとしては，終末潜時指数 terminal latency index（TLI）があります．実際の測定潜時と，MCV から予測される潜時の比率になります．
>
> $$TLI = (d/MCV)/DL = d/(MCV \cdot DL)$$
>
> 遠位部の髄鞘の障害が強ければ DL が大きくなりますので，TLI は小さくなります．

e. 検査時の注意

・正確に目的とする神経を刺激しているか？

　神経を刺激しているときの関節や筋の動きを見ることが重要です．例えば脛骨神経を刺激すれば足関節は底屈します．もし背屈していればそれは腓骨神経を刺激していることになります．過剰な刺激で目的としない神経を刺激した場合も同様です．

・十分な刺激強度か？

　刺激を上げていき CMAP 振幅が変わらない強さから，さらに 20〜30% 増しの

刺激強度（supramaximal stimulation）を確認する必要があります．弱い刺激強度ではすべての神経線維を脱分極できず，そのためCMAP振幅が低下します．

・近位部CMAPと遠位部CMAPの波形がほぼ同じか？

正常では多少の生理的 temporal dispersion はみられるものの，CMAPの波形そのものはほぼ相似形をとります．CMAPの波形が異なるときは，まず1) 刺激強度が適切か？，2) 正確に神経を刺激しているか？などに注意が必要です．また正常者でも神経走行の異常 anomalous innervation では波形が異なりますので，注意が必要です．一方，病的な場合，例えば脱髄病変や局所病変があると，上記に気をつけてもCMAP波形が異なりますので鑑別できます．

いずれにしても2つのCMAP波形に注意しましょう．

神経走行の異常

1) Martin-Gruber anastomosis（図2-9）

前腕で頻繁に認められる正中神経から尺骨神経への交通枝のことをいいます．ここで交差する神経線維は本来尺骨神経支配の筋に分布することが多いことがわかっています．腕神経叢内側神経束のレベルで分離すべき尺骨神経線維の一部が正中神経にそって前腕まで下降し，そこで尺骨神経本体に再合

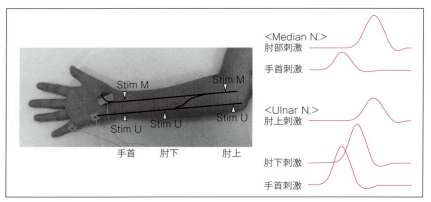

図2-9 Martin-Gruber anastomosis

流したものと考えられています．

　正中神経－短母指外転筋 abductor pollicis brevis muscle（APB）記録の手首刺激時には，通常の正中神経のみが記録されますが，近位（肘部）刺激時には交通枝からの尺骨神経成分も同時に刺激を受けるため，正中神経記録時に周囲の尺骨神経支配筋も同時記録され，近位 CMAP＞遠位 CMAP という逆転した状態になり，さらに波形の違いが生まれます．逆に尺骨神経－小指外転筋 abductor digiti minimi muscle（ADM）記録では，手首（遠位）刺激時に対して，交通枝の合流する部位より近位刺激では，刺激される神経線維の数は遠位が多くなるため遠位 CMAP＞近位 CMAP となり，近位正中神経刺激でも交通枝経由の波形が導出されます．

2）accessory peroneal（fibular）nerve（図 2-10）

　後で述べる総腓骨神経伝導検査の記録は短趾伸筋 extensor digitorum brevis muscle（EDB）で行います．この筋の支配は通常は深腓骨神経ですが，患者の約 20〜28％で浅腓骨神経の分枝の変則支配も認められます．そのため，遠位（足首）刺激時に比べ，近位膝窩刺激時には，遠位では刺激されない，浅腓骨神経分枝経由の成分も刺激され，近位 CMAP＞遠位 CMAP となります．また，外果後方からの刺激でも筋収縮が記録されます．これを accessory peroneal（fibular）nerve といいます．

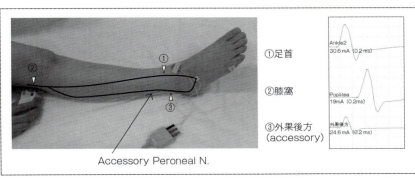

図 2-10　accessory peroneal（fibular）nerve

⬢ 感覚神経伝導検査

　感覚神経を刺激し，その同じ神経から神経活動電位 sensory nerve action potential（SNAP）を記録することで，感覚神経の異常を明らかにします．先に述べたように末梢神経は腓腹神経など一部の純粋な感覚神経を除いて，感覚神経と運動神経は併走していますが，正中神経など手指末梢の感覚神経枝のみを選択的に刺激するか（順行性），あるいは選択的に SNAP を記録するか（逆行性）の方法で感覚神経の機能を評価できます．一方，中枢側では混合神経になりますが，感覚神経の方が，興奮閾値が低いことから慣例的に感覚神経伝導検査（SCS）と呼ばれています．一般的に末梢神経の軸索障害では電気生理検査の中で SNAP の異常が最も鋭敏な指標になるとされていますが，小径有髄・無髄線維が選択的に障害される **small fiber neuropathy** では異常がみられないことに注意が必要です．

● 順行性と逆行性（図 2-11）

　SCS には刺激電極と記録電極の位置関係から，順行性 orthodromic と逆行性 antidromic の 2 つの検査法があります．

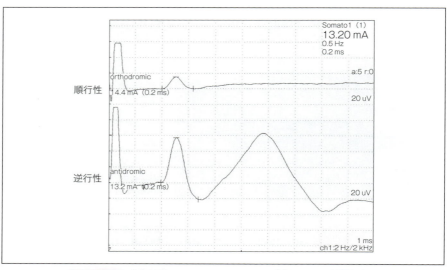

図 2-11 感覚神経伝導検査　実際の順行性と逆行性の波形

a. 順行性

末梢で神経が感覚線維と運動線維に分かれた後に感覚神経を選択的に刺激し，近位部の混合神経でSNAPを記録する方法で，例えば正中神経支配の示指を刺激し，手首でSNAPを測定する場合などです．近位部では記録電極が神経から少し離れるため，逆行性記録に比較してSNAPは小さくなります．利点としては運動神経を刺激しませんので，筋活動電位によるアーチファクトは入りません（図 2-11 上）．

b. 逆行性

順行性とは逆にMCSのように近位部で混合神経を刺激し，末梢で分枝した感覚神経でSNAPを記録する方法で，感覚情報の伝わる方向とは逆のため逆行性伝導検査と呼ばれます．利点は走行する神経が表在で記録電極との距離が近いため，SNAP波形は安定し，振幅も順行性より大きくなります．一方，運動神経も刺激するためCMAPも発生し，これがSNAP測定に影響を及ぼす可能性があります．

ルーチン検査では，一定のやり方で行うことが望ましいですが，メリット・デメリットを踏まえた上で，使い分けることが可能です．ただし測定法により振幅が異なりますので，各施設での正常値については1つの方法で決めた方がよいと思われます．

●記録電極

SNAPは神経の活動電位であるため，順行性・逆行性の測定法の違いにかかわらず，記録電極（G1）を神経上，基準電極（G2）を刺激電極から記録電極方向に記録電極の数cm（3〜4cm）遠位に配置します．運動神経と比べると電位の振幅はmVからμVと小さくなりますが，神経と電極の距離が離れるとその影響を大きく受け，距離に反比例して指数関数的に小さくなります（near field potential）．そのため，電極の位置が神経の走行上にくるように配置することが最適な波形を導出するポイントになります．

順行性検査では神経によっては，指標になる解剖学的ポイントもありますのでそれらを参考にするとともに，丁寧に触れると触知できる神経もありますので，

神経を確認して電極を配置します．また，特に運動神経伝導検査後にはどの場所で神経が容易に刺激できたかの情報から，神経の走行が推定されますので，それを利用して電極の配置の参考にします．

逆行性検査では，手指の記録電極間距離が短くなりがちです．短くなるとG1-G2間の電位差が当然小さくなるので，SNAP振幅は小さくなります．電極間距離を常に一定に保つことが重要です．

● 刺激電極

刺激はMCSと同様に記録電極側に陰極を置き矩形波電流で刺激します．刺激の際の最大上刺激などの注意点はMCSの場合と同様です．SCSの場合，記録するSNAPはCMAPの数100分の1程度の大きさであり，このため刺激によるアーチファクトの影響が大きくなりますので，正確な潜時，振幅を測定するには注意が必要です．

● SNAP波形の解析

SNAPはCMAPと異なり，興奮の電場 electrical field は記録電極部位から始まるのではなく，電極に向かってきます．このため最初の電位は小さな陽性への振れ（initial deflection）があり，その後急激に陰性ピークがきて，そして興奮が離れていき陽性ピークが続く三相波形になります．ただ測定する神経が深く，記録電極より離れている場合は最初の陽性ピークはみられません．

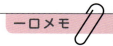

near field potential と far field potential

近接電場電位 near field potential は，電位発生源に接した形でのみ記録されうる電位であり，その特性は記録電極（G1）との距離により特徴づけられます．near field potential は G1 が電位源に近いほどその電位であるCMAP，SNAPなども大きくなります．near field potential は G1 が発生源に極めて近いとき，例えばMCSでmotor point 上にあれば，電位

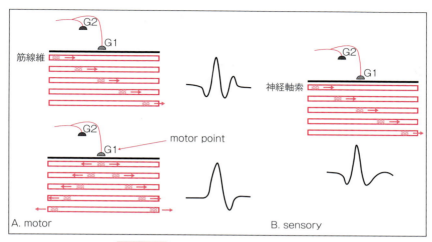

図 2-12 容積伝導と電極位置での波形

は始めに陰性の振れで始まり，電位が記録電極から離れていくと陽性に振れます（図 2-12A 下）．一方，電位発生源が G1 から離れたところにある場合は，電極に向かってくる電位は陽性に振れ，離れていく電位は陰性に振れます．そのため，CMAP は G1 が motor point から離れている場合は初期に陽性に振れたのちに陰性に振れます（initial deflection）（図 2-12A 上）．SCS では電位発生源は常に G1 より離れた所にあるため，SNAP は陽性－陰性－陽性の三相性となります（図 2-12B）．しかし実際は神経が深いところを走っており，G1 の距離が神経から離れると initial deflection の振幅は小さくなるため，皮膚表面での記録が二相性になることがあります．

遠隔電場電位 far field potential とは瞬時に広く伝達されるものであり，近接した電極でも離れた電極であっても，ほぼ同時に記録されるように見える電位です．

a. 遠位潜時と感覚神経伝導速度

（感覚）遠位潜時（sensory）distal latency（DL）は刺激と基線からの最初の陰性ピークの立ち上がりまでの潜時として計測します（図 2-13）．感覚神経では，

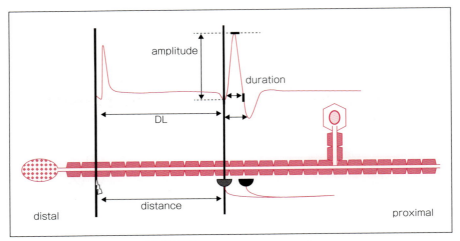

図 2-13 感覚神経のパラメータ

DL: distal latency

電気刺激による興奮の伝播を神経上に配置した電極から直接記録するため，MCS の distal latency とは異なり，神経筋伝達時間や筋線維伝播時間を含みませんので，刺激電極から G1 までの距離を測定し，潜時で割れば感覚神経の伝導速度が得られます．

感覚神経伝導速度 sensory nerve conduction velocity（SCV）= distance/DL

b．振幅と持続時間

最初の陰性ピークの立ち上がり，あるいは陽性ピークから次の陰性ピークまでの peak to peak を SNAP 振幅として測定します．また陽性ピークの始まりから再度基線レベルにもどった所，あるいは次の陽性ピークまでを持続時間として測定します（図 2-13）．SNAP 振幅は CMAP 振幅と異なり，距離によって次第に低下していきます．これは距離依存性位相相殺 length-dependent phase cancellation といわれています（図 2-14，15）[2]．このため，振幅を正常値と比較するには距離を一定にする必要があります．

位相相殺 phase cancellation

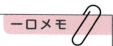

　SNAP と CMAP はともに複合電位であり，それぞれ個々の感覚神経活動電位の和と，個々の筋線維活動電位の和で構成されます．感覚神経の場合も運動神経の場合も，伝導の速い線維と伝導のより遅い線維が存在します．刺激が記録電極に近い場合，速い線維も遅い線維も記録電極に到達するのはおおよそ同じ時間になります（ほぼ時間差を生じない）．それに対して刺激が記録電極より遠い場合は，速い線維の到達時間に対して遅い線維の到達時間は時間差を生じることになります．これをまず SNAP について考えると，SNAP の持続時間は短いため，近位刺激の場合の時間的分散の大きさによっ

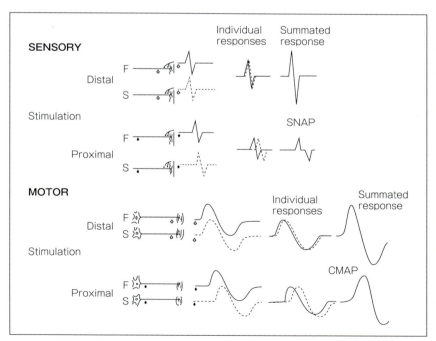

図 2-14 temporal dispersion and phase cancellation

(Kimura J, Machida M, Ishida T, et al.: Relation between size of compound sensory or muscle action potentials, and length of nerve segment. Neurology 36:647-652, 1986 より)

て，最速の線維の陰性相と遅い線維の陽性相がちょうど重なることになります．つまり重ね合わせると，陽性相と陰性相が相殺することになり，結果として振幅や面積が小さくなることになります．これを phase cancellation と呼びます（図 2-14）．特に生理的には刺激−記録距離が長くなると生じ length-dependent phase cancellation といいます（図 2-14, 15）．また，脱髄病変がある場合にも SNAP の phase cancellation は生じえます．それに対して，CMAP は持続時間が長く phase cancellation の影響は目立たなくなります（図 2-14）．

　このことは後で述べる伝導ブロックを考える際にも重要です．

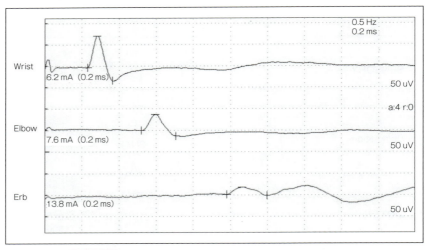

図 2-15 length-dependent phase cancellation

c. 検査時の注意

・刺激のアーチファクトによる基線の動揺

　SCS でよく遭遇するのは刺激のアーチファクトによる基線の動揺です．基線の動揺があると，SNAP 潜時や振幅の正確な測定が困難となります．原因としては 1) 記録電極のインピーダンスが過剰，2) 刺激と記録電極間が近く，皮膚表

第2章 神経伝導検査

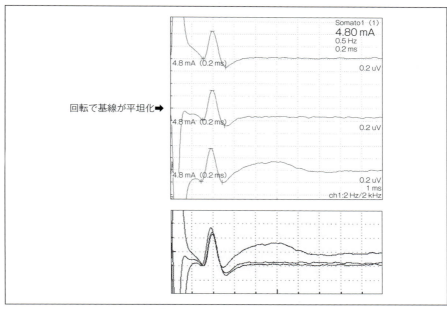

図 2-16 刺激電極の回転での基線変動

面を滑走する電流が直接記録電極へ影響するなどです．1）は記録電極部の皮膚抵抗を落とすことや，記録電極に伝導性の高いクリームを十分に塗布することで防げます．2）は刺激電極と記録電極間に接地電極（アース）を置くことで防げます．それでも困難なときは陰極の位置は一定にして，陽極をいろいろな角度で回転させることで，基線が一定になることがあります（図2-16）．

・加　算

　SNAPの振幅はCMAPに比較して小さいのですが，正常では明瞭に記録されますので加算の必要はありません．しかし病的な場合，SNAPが非常に小さいことがあります．この場合は筋電計にある加算モードを用いてS/N比を高くすることで明瞭なSNAPを得ることがあります．しかし，この場合SNAP以外のノイズも加算されることがありますので，必ず単回刺激でSNAPがみられることを確認して加算を行う必要があります．

・距離測定の誤差

　刺激電極と記録電極間を神経の走行に沿って距離を測定する必要があります．2点間で測定するときは距離の誤差による伝導速度の誤差に対しての注意が必要です．ときに陰極と陽極を入れ替えると，その分潜時が長くなることに注意が必要です．

D 伝導検査に影響を及ぼす因子

　伝導検査に影響を及ぼす重要な因子として次のものがあげられます．

● 温　度

　神経の伝導速度は組織温の低下に比例し，1℃低下するとおおよそ1.8〜2.0 m/秒の速度低下をきたすため，組織温の代用として皮膚温を記録に残すことが，測定値を評価する上で必要です．通常，上肢で32℃以上，下肢で30℃以上での評価が妥当であり，皮膚温が低下した状態での測定は速度低下と見誤る可能性があります．温度の変化と伝導速度は末梢神経病変では必ずしも直線的 linear ではないため，補正式は用いられません．一般的には温熱ランプ heat lamp，お湯，ドライヤーなどで皮膚温を前述の温度になるまで上げて測定します．また温度は振幅にも影響し，温度が下がると振幅は増加します．

● 年　齢

　年齢とともに，振幅や速度の低下がみられます．3歳未満や65歳以上では速度低下がみられ，80歳では若年成人に比較しておおよそ10 m/秒の低下がみられる場合もあります．

● 刺激強度

　刺激強度が最大上刺激に達していない場合には，振幅の低下はもちろんですが，最速の線維が測定されていないと潜時の遅延をきたす場合もあります．

● 電極位置

前にも述べましたが，電極位置により波形の変化をきたし，潜時の変化や振幅の低下をきたす可能性があります．

● 測定誤差

刺激〜測定電極間距離は mm 単位で測定しますが，距離の誤差は速度の誤差に直接影響します．一般的には誤差を最小限にするために 100 mm 以上の距離が必要とされています．

E アーチファクト

筋電図検査中に記録される電位変化は対象となる筋・神経に由来するものばかりではなく，対象以外からのものはすべてアーチファクトと呼ばれます．周囲の電気機器などからの干渉で起こるものもありますが，最も頻繁なものは 50 Hz や 60 Hz の交流電磁波による干渉であり，ときに記録装置そのものに起因するものもあります．また検査手技により起こるものもあります（表 2-2）．

表 2-2 アーチファクト

- 電極の impedance mismatch
- 運動神経刺激によるアーチファクト（動きに伴うもの）
- 交流電磁場によるもの（50 Hz or 60 Hz）
- 目的以外の神経刺激によるもの
- ペースメーカーなどの電位
- フィルター設定による波形変化

● 電極のインピーダンスのミスマッチ

通常，筋電図計のアンプは差動アンプです．2 点間の電位の差分をとって増幅しています．記録電極の接触抵抗も含めて，差動アンプに入るまでのインピーダンスに大きな差がある場合を考えてみます．差動アンプ電極から入力された時点で差分をとって増幅されますが，インピーダンスが等しければ，電極に入力され

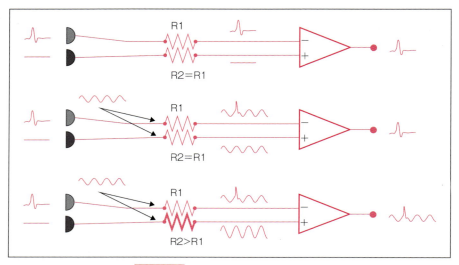

図 2-17　impedance mismatch

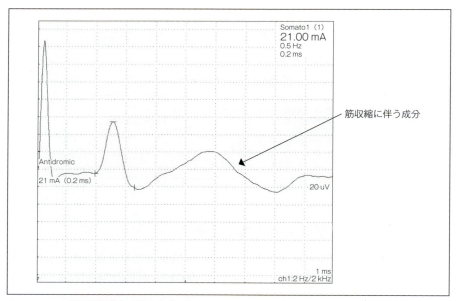

図 2-18　逆行性刺激時の運動神経刺激に伴うアーチファクト

たなんらかのノイズ（交流波などの電位）は差動アンプで1:1で差分がとられ，同じノイズは相殺されることになります．しかし，インピーダンスに大きな開きがある場合，その比率に応じて差分がとられることになり，出力された信号には交流波の成分が大きく残ることになります（図 2-17）．

2つの記録電極のインピーダンスが大きく異なる場合は，電極の貼り直しや電極自体を交換する対応も必要となります．

● 運動神経刺激に伴うアーチファクト（図 2-18）

感覚神経伝導検査には順行性と逆行性がありますが，順行性では通常，上肢の場合手指末端から刺激しますので，運動神経が刺激されることはありません．しかし逆行性記録の場合には，近位部で例えば，手首で刺激するときに，並走する運動神経も同時に刺激されるため，逆行性刺激では最大上刺激まで行うと基線が歪み（感覚神経のスケール μV と運動神経のスケール mV の違いの影響もあります），正確に測定しにくくなる場合があります．

● 目的以外の神経刺激によるアーチファクト

特に MCS の場合に多くみられます．刺激閾値が上昇していることで，刺激の強度が大きくなった場合には，それに応じて刺激の及ぶ範囲も広がっています．その場合に近い所を走行している別の神経が刺激されてしまう場合があります．筋収縮に伴う動きを観察していると判別がつく場合もあります．目的としていない別の神経の興奮まで加わった段階から，それに対応する別の筋線維の活動電位が加わり，波形変化をきたします．当然 CMAP も増大することが多く，潜時も変化をきたします．特に脛骨神経 Tibial N. の膝窩刺激でよく経験します．刺激される神経による関節の動きを見逃さないように観察することで，目的以外の神経に刺激が及んだか否かを区別できます．

🅕 筋電計のフィルター設定

NCS で記録される波形には，さまざまな周波数の成分が含まれており，急速に変化する電位（高周波成分）やゆっくり変化する持続時間の長い電位（低周波

成分）があります．筋活動電位を構成する周波数はおおよそ 1 Hz から 10 kHz に含まれているといわれています．低周波フィルターを上げすぎると本来の波形から大きく歪む結果となり，下げすぎると徐々に変化する生体電位の影響で基線が不安定になり，記録に支障をきたします．高周波フィルターを上げすぎると背景にある雑音が不必要に増加します．

それらを考慮すると
- 運動神経伝導検査では 10 Hz～5 kHz
- 感覚神経伝導検査では 20 Hz～2 kHz

が目安になります．感覚神経伝導検査では運動神経伝導検査での電位よりも高周波成分を含み，容易に高周波成分のノイズからの影響を受けやすいため高周波フィルターが低めに設定されています．しかし高周波フィルターをより低く設定していくと，感覚神経伝導検査での SNAP は顕著に低下する影響を受けます．

G F波，H波，A波（late response）

後期反応 late response とは M 波の後に引き続いてみられる波で，F 波，H 波，A 波などが含まれます．

● F 波

運動神経刺激時に得られる波形の1つとしてF波があります．M 波に引き続いて多少潜時がばらつきながら，M 波よりは微小な電位が観察されます．運動神経線維刺激時に，逆行性インパルスにより前角細胞が興奮を起こし，再度順行性のインパルスが発生したときに記録されます（図 2-19）．1950 年の論文に F 波という名称が最初に使用されていますが，足から記録をとったため F 波と呼ばれ，その後全身の神経から記録されることがわかってきています．F 波は逆行性インパルスで興奮する前角細胞の数が少ないため振幅は M 波に比べるとだいぶ小さくなります．また刺激ごとに興奮する前角細胞が異なるため，刺激ごとのF 波の波形や潜時が異なることも特徴です．

a. 刺激方法

刺激は MCS と同様に supramaximal の刺激強度が必要です．刺激の方向は近

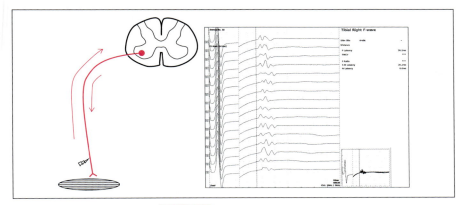

図 2-19　F波（Tibial N.）

位側に陰極を置くことが原則で、通常 16 回刺激を行い記録します。

b. 記録方法

　筋電計の周波数帯域の設定は MCS の場合と同様ですが、F 波の振幅は小さいため、感度を高くします。通常は 200〜500 μV/div で記録します。記録時間は MCS に比較して長く設定します。通常、上肢では 50 ms、下肢では 100 ms 以上に設定します。近年の筋電計には F 波測定モードがあらかじめ設定されています。F 波の記録電極は M 波の記録電極と同じ位置に置きます。F 波は四肢のどの筋でも記録できますが、遠位筋ほど M 波との分離もよくはっきりしますので、ルーチン検査では遠位筋で記録します。F 波の特徴として、刺激部位を近位部に移すと F 波の潜時は短くなり、刺激部位を遠位部に移すと長くなるという特徴がありますので、M 波や後で述べる A 波との鑑別が難しい場合に用いられます（図 2-20）。

c. F 波のパラメータ

・F 波最小潜時

　F 波の潜時は刺激ごとに異なりますので、再現性のよい最小潜時（F-latency）を測定します。F-latency は刺激部位から脊髄前角細胞までの距離、すなわち四肢の長さや身長で異なるため、正常値と比較する場合はこれらの値で補正する必要があります。教科書に補正用のモノグラムがありますので、参照してください[2]。

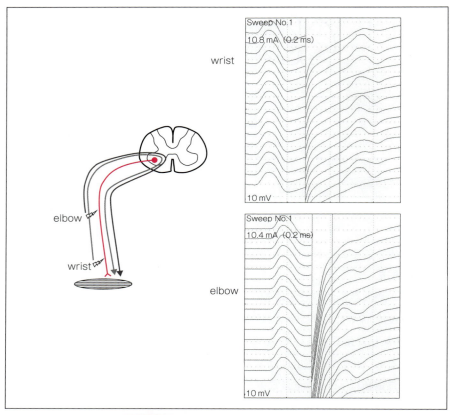

図 2-20 刺激部位を変えた場合の F 波

刺激部位が近位になると，その分 F 波の潜時が短縮します．

　その他に出現した F 波潜時の平均値（mean latency）や持続時間の平均（chronodispersion）などがありますが，ルーチン検査ではあまり測定されません．

・F 波出現頻度

　出現頻度は例えば 16 回刺激して，何回 F 波が出現したかで表します．脛骨神経ではほぼ 100％ 出現しますが，上肢では 100％ でないこともあります．刺激よりも近位部に伝導ブロックがある場合や，前角細胞障害のときは頻度が低下します．

d．F 波の臨床的意義

　F 波は刺激部位よりも近位を含めた長い神経走行の異常を明らかにすることが

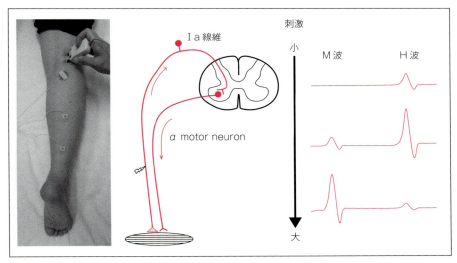

図 2-21 H 波

できます．例えば刺激より近位部の病変では F 波潜時の延長や出現率の低下がみられます．また糖尿病性神経障害のように末梢神経全長にわたっての均一な障害のときは，より長い距離を測定する F 波の方が，M 波潜時よりも潜時の異常が大きくなります[5]．また前角細胞の興奮性をみる場合にも用いられます．

● H 波

　M 波の後に出現してくる late response には，F 波のほかに H 波と呼ばれるものもあります（図 2-21）．H 波は発見者の Hoffmann の名前に由来しています．深部腱反射に対応する電位になります．深部腱反射では，腱を叩打することにより筋紡錘を伸展させ，求心性感覚神経線維である Ia 線維に興奮を生じさせますが，H 波は電気刺激により Ia 線維を直接刺激し，この刺激が脊髄でシナプスを介して，前角ニューロンを興奮させることで出現する電位です（図 2-21）．新生児では尺骨神経など多数の神経に関連する筋から容易に導出されますが，成人の場合は導出可能な神経は限られ，下腿にて脛骨神経を刺激し下腿筋（ヒラメ筋）からよく測定されます．上肢では撓側手根屈筋での誘発は可能ですが，半数以下

の人からしか誘発されないとされています．Ia 線維の興奮閾値が運動神経よりも低いため，M 波の出現前から H 波は記録され，M 波の出現とともに減衰することが特徴です（図 2-21）．H 波は筋紡錘を介さない点で深部腱反射とは異なりますが，電気刺激の代わりにハンマーにより腱を叩打して誘発することもでき，T 波と呼ばれますが，手動のためばらつきが大きく，ルーチン検査としては用いられません．

a. 刺激方法

Ia 線維は運動神経に比べて長い持続時間の刺激で興奮しやすく，H 波の記録には 0.5～1.0 ms の長い刺激を用います．また H 波はシナプスを介するため，1 Hz 以上の刺激では慣れ habituation が起こり振幅が低下するため，0.5 Hz あるいはランダムな刺激頻度を用います．通常は脛骨神経を刺激します．

b. 臨床応用と記録方法

脊髄前角細胞の興奮性を調べるために，H 波と M 波の振幅の比率（H/M 比）を測定します．H/M 比は刺激の強さを変えながら H 波の最大振幅を求め，その値を supramaximal 刺激で得られた M 波の振幅で除した値で，痙性麻痺などの脊髄の興奮性が亢進している患者では高くなります．この場合には記録はヒラメ筋を用いることが多く，G1 を腓腹筋とアキレス筋の移行部より 2 cm 下方に，また G2 をアキレス腱上において記録します．

もう 1 つの臨床応用は，H 波が求心性線維から後根を介することから，S1 神経根の病変を検出する目的で使われます．一側性障害の場合は，対側に比べて潜時が 1.5 ms 以上遅れれば異常と判定されます．

●A 波（図 2-22）

late response の中に A 波があり，しばしば F 波と鑑別を要します．A 波は軸索反射 axon reflex から取られた名称ですが，厳密には反射とはいえません．A 波の起源としては軸索側枝を介したもの，あるいは接触（ephaptic）伝導などが考えられています[6]．A 波の特徴は F 波と異なり潜時が一定であること，また H 波と異なり刺激強度を変えても振幅の変化がないことです．A 波は糖尿病性神経障害など軸索に障害がある場合はよくみられますが，正常人でも下肢で出現し

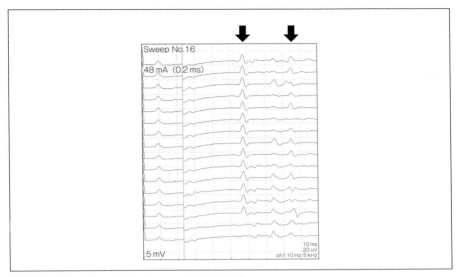

図 2-22 A 波

F 波測定時：同一潜時，同一波形が観察されます．

やすく，特に高齢者ではしばしばみられることに注意が必要です[7]．

5 ルーチン検査の実際の手技

A 正中神経

● 運動神経伝導検査（図 2-23）

a. 肢　位

仰臥位，前腕回外位で行います．

b. 記録部位

短母指外転筋 abductor pollicis brevis muscle（APB）．筋腹中央より近位よりの筋腹のボリュームが最もある位置に記録電極を置きます．

c. 刺激部位

・遠位刺激：APB から手首正中遠位皮節線部を通すように正中神経の走行に添わせて，記録電極から 8 cm 近位で行います．橈側手根屈筋腱の位置を基準に

第Ⅰ部　神経伝導検査・筋電図を実践しよう

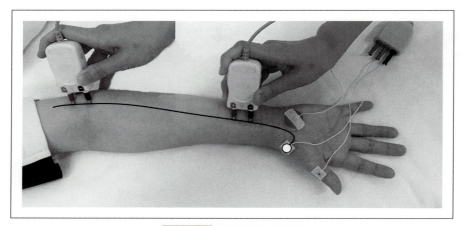

図 2-23　正中神経（運動）

探します（遠位皮線から 3 または 2.5 cm 近位，または記録電極から 5 cm のやり方もあります）．施設間で異なりますが，一貫した部位で測定することが大切です．

・近位刺激：正中神経は肘部では上腕動脈に並走していますので，動脈触知部位を指標にして最も浅い，刺激の容易な部位を探して行います．さらに近位部の刺激方法としては，腋窩（上腕動脈の前方），Erb 点から行う方法があります．より近位の障害を同定する場合に必要になる場合に行いますが，選択的に刺激することは容易ではなく，熟練を要します．

・手掌刺激：手根管症候群の場合には，手根管での障害部位より遠位部の刺激として手掌刺激での観察も加えます．この方法は手根管部より末梢の軸索変性の程度を知ることができます．

●F 波

運動神経伝導検査に引き続き行います．

a. 記録部位

同様に APB で行います．

b. 刺激部位

手関節部刺激の同じ部位から行い，16回記録します．

● 感覚神経伝導検査（図2-24）

順行性から先に述べます．

a. 肢位

仰臥位，前腕回外位で行います．

b. 記録部位

順行性では手関節部に記録電極を置きます．運動神経刺激時の神経走行の位置を意識して，位置決定の参考にします．

c. 刺激部位

第2指の記録電極より140 mmの位置．手根管症候群では手掌刺激からの観察も加えます．筆者らは，ルーチン検査として，手掌中央部母指球内側に刺激部位を決定後，第2指〜手掌部，手掌部〜手首部は各70 mmになるように，第2指〜手関節部は距離140 mmになるように刺激部位，記録電極位置を決めています．（逆行性については，2指の刺激電極，手首記録電極をまったく逆に入れ替える

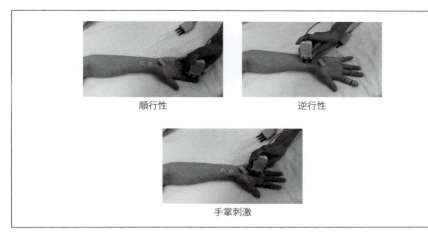

図2-24　正中神経（感覚）

順行性と逆行性は刺激位置と測定位置はまったく逆の配置です．
手掌刺激は順行性刺激と測定位置のちょうど中間で行っています．

ことで行います).

B 尺骨神経

● 運動神経伝導検査（図 2-25）

a. 肢　位

　仰臥位，前腕回外位もしくは上腕外転外旋位で，肘関節は 90°もしくは 135°屈曲して行います．肘部管内で神経は上下に移動するため，刺激を加えたときの肢

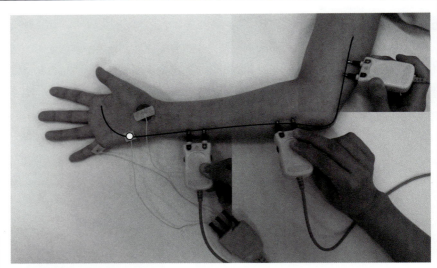

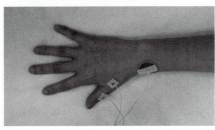

FDI 記録時電極

図 2-25　尺骨神経（運動）

位で距離を計測する必要があります.

b. 記録部位

　小指外転筋 abductor digiti minimi muscle（ADM）で行います．筋腹中央より近位よりに記録電極を配置します．第一背側骨間筋 first dorsal interosseous muscle（FDI）を用いる場合もあります．

c. 刺激部位

・遠位刺激：手関節部（通常は ADM 記録電極から 80 mm）は尺側手根屈筋腱の内側が目安になります．
・近位刺激：肘下部（内側上顆より遠位），肘上部（内側上顆より近位，肘上下部間は 10 cm 以上とります）で行います．肘下部では尺側手根屈筋の内側縁の筋腹の境目に電極を入れるようにして刺激部位を探索します．
（肘上部では 20〜30 mA で最大上刺激に達しますが，肘下部では Osborne 靱帯に神経が覆われているためその倍以上の刺激が必要なことが多く，十分な強度で刺激します．さらに近位の腋窩（上腕動脈の後方）や，Erb 点での刺激を行うこともあります．近位部の障害が疑われるときに行いますが，特に Erb 点では選択的刺激は容易ではありません．）

● F 波

運動神経伝導検査に引き続き行います．

a. 記録部位

同様に ADM で行います．

b. 刺激部位

手関節部刺激の同じ部位から行い，16 回記録します．

● 感覚神経伝導検査（図 2-26）

順行性から先に述べます．

a. 肢　位

肢位は仰臥位，前腕回外位で行います．

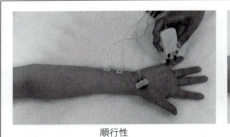 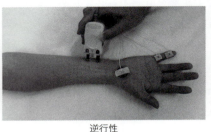

順行性　　　　　　　　　　　　逆行性

図 2-26 尺骨神経（感覚）

順行性と逆行性は刺激位置と測定位置はまったく逆の配置です.

b．記録部位

　手関節部に刺激電極から 120 mm の位置に記録電極を置きます．運動神経刺激時の神経走行の位置を意識して，位置決定の参考にします．

c．刺激部位

　刺激部位は第 5 指基部〜近位指間関節 proximal interphalangeal joint（PIP）関節で行います．

（逆行性については，5 指の刺激電極，手首記録電極をまったく逆に入れ替えることで行います．尺骨神経の場合は手関節部近位で神経の走行が深くなる傾向があり，ときに順行性で SNAP が低めに測定される場合があります．その場合は逆行性の測定も併用し，本当に低下を認めるのか判断します）

橈骨神経

● 運動神経伝導検査（図 2-27）

a．肢　位

　仰臥位，前腕回内位で行います．

b．記録部位

　固有示指伸筋 extensor indicis proprius muscle（EIP）から導出します．尺骨茎状突起より 2〜3 横指近位部の尺骨橈側縁に記録電極を，基準電極は尺骨茎状

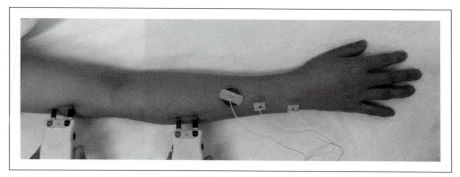

図 2-27 橈骨神経（運動）

突起上に配置します．橈骨神経の最末端の支配筋になります．

c. 刺激部位
- 遠位刺激：記録電極から 8 cm 近位の総指伸筋 extensor digitorum communis muscle（EDC）外側縁の筋腹の境目を目安に刺激を行います．神経の走行は筋腹の境目にあります．
- 近位刺激：上腕二頭筋，三頭筋の境界から三角筋，三頭筋の境界にかけて神経の走行があり，それを目安に行います．より近位部になるにしたがい，橈骨に接するように走行し深くなるため，刺激極度を強くする必要があります．

さらに近位の腋窩や，Erb 点での刺激を行うこともあります．近位部の障害が疑われるときに行います．特に Erb 点では選択的刺激は容易ではありませんが，刺激時の波形の形や収縮筋を目安に行います．伝導障害がある場合には確実な橈骨神経の刺激がさらに難しくなります．

●F 波

著者らはルーチンでは行っていません．

●感覚神経伝導検査（図 2-28）

浅橈骨神経になります．肘部から分岐し，感覚神経のみの走行になります．通常は逆行性記録で行います．

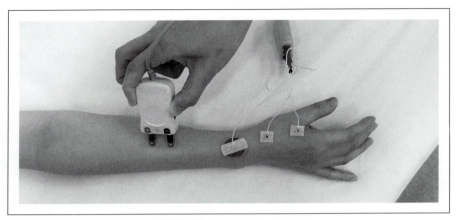

図 2-28 浅橈骨神経(感覚)

a. 肢　位
肢位は仰臥位,前腕を手掌が垂直になる半回内位で行います.

b. 記録部位
anatomical snuff box(長母指伸筋腱,短母指伸筋腱,橈骨遠位端で構成される),もしくは anatomical snuff box 遠位で長母指伸筋腱上を乗り越える神経を触知し,その部位に電極を配置,基準電極はその遠位 3 cm とします.

c. 刺激部位
前腕を手掌が垂直になる半回内位で橈骨上近位 10 cm から刺激します.この位置も橈骨神経の触知が可能です.刺激強度は 10〜20 mA の範囲で刺激可能です.

D 脛骨神経

● 運動神経伝導検査(図 2-29)

a. 肢　位
著者らは仰臥位で行っていますが,膝窩の刺激が困難な場合は伏臥位で行います.伏臥位でも構いません.

第 2 章　神経伝導検査

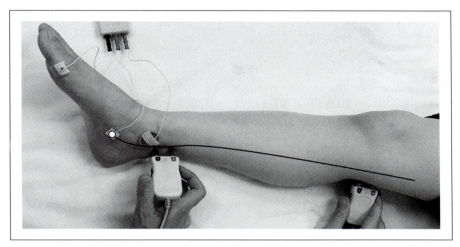

図 2-29　脛骨神経

b. 記録部位

　母趾外転筋 abductor hallucis muscle（AH）で行います．記録電極は筋腹上（舟状骨の 1 cm 下方，1 cm 後方：土踏まずのアーチの中央に相当），基準電極は第 1 趾基部に配置します．

c. 刺激部位

- 遠位刺激：足首部内果後方で記録電極より 80 mm で行います．被験者によっては深い場合もあり，適宜内側上方に刺激電極を押し込む必要もあります．最大上刺激時は刺激の duration を上げるなど，かなり強い刺激になる場合が多く，単発刺激などで痛みを軽減するように注意する必要があります．
- 近位刺激：膝窩部中央で行います．膝窩中央の深く窪む位置を目安にします．正中よりやや外側よりのことが多いです．外側には腓骨神経も存在し外に電極を振りすぎると腓骨神経を刺激してしまう場合もあります．刺激も 50 mA 以上になることも多く，腓骨神経への刺激の波及にも注意が必要です．足関節の動き方で確認していきます（脛骨神経刺激のみなら足関節底屈，腓骨神経は背屈運動が出現します）．

　脛骨神経の膝窩部 CMAP は，生理的 temporal dispersion により正常人でも遠

位に比べ振幅が 60% 程度まで低下することがあります．刺激不良による誤診の多い部位であり注意が必要です．

● F 波

運動神経伝導検査に引き続き行います．100% 導出されるのが正常となります．

a. 記録部位

同様に AH で行います．

b. 刺激部位

足首刺激の同じ部位から行い，16 回記録します．刺激が強い場合は刺激頻度が速いほど痛みも強いため，刺激頻度を落とすなどの配慮も必要です．

E 腓骨神経

● 運動神経伝導検査（図 2-30）

a. 肢　位

仰臥位で行います．

b. 記録部位

短趾伸筋 extensor digitorum brevis muscle（EDB）で行います．足趾を背屈させて筋腹を確認します．記録電極は筋腹上，基準電極は第 5 趾基部に配置しま

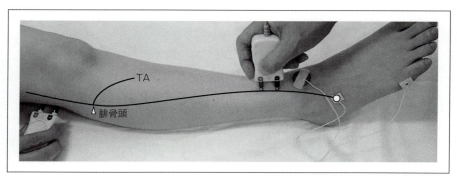

図 2-30　腓骨神経

す．高齢で正座の頻度が高い被験者は確認できない場合も多く，その場合は外果と小趾を結ぶ線上の1：2もしくは1：3の外果よりに記録電極を配置します．EDBのCMAPが得にくい患者では，前脛骨筋記録でのCMAPを記録する方法もあります．前脛骨筋の脛骨粗面から4横指程の所に記録電極，前脛骨筋腱に基準電極を置きます．

c. 刺激部位
- 遠位刺激：足首部長母趾伸筋腱より約1 cm外側で記録電極より近位80 mmで行います．通常20 mAまでで波形が出ない場合は，前脛骨筋腱の内側や外側に位置をずらして探索します．
- 近位刺激：膝窩部（大腿二頭筋腱内側），腓骨頭遠位部で行います．膝窩部刺激では足関節の背屈運動（前脛骨筋の収縮）を確認します．

● F波

運動神経伝導検査に引き続き行います．CMAPが1 mV未満の場合には施行しません．出現頻度は低い傾向にあります．

a. 記録部位
同様にEDBで行います．

b. 刺激部位
足首刺激の同じ部位から行い，16回記録します．

🅕 腓腹神経

感覚神経のみの検査になります（図2-31）．逆行性で記録します．

a. 肢　位
肢位は仰臥位，もしくは伏臥位．

b. 記録部位
外果から踵へ1横指程の所で腓腹神経を触れることで神経の走行を確認でき，その部位に活性電極，3 cm遠位に基準電極を配置します．

c. 刺激部位
記録電極より14 cm中枢側下腿後面中央で行います．SNAPが得にくい場合

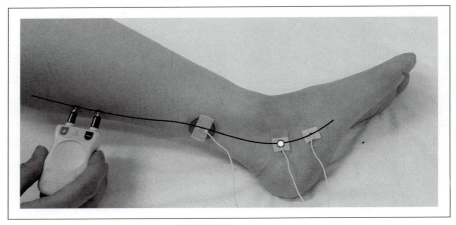

図 2-31　腓腹神経

刺激部位については，個人差もあり，下腿後面を内側から外側へ広範に探索する必要があります．また刺激部位が正しくないのか神経障害が存在するのか迷う場合には，短い距離（70 mm）で刺激してみると確認できます．

⑥ 異常の解釈

　神経伝導検査の重要な役割として，末梢神経障害の病態生理の推測があります．末梢神経の構造は先に示しましたが，末梢神経障害の病態生理は，大きく軸索変性 axonal degeneration と脱髄 demyelination に分けられます．また脱髄は後天性（節性脱髄）と先天性（髄鞘形成障害）に分けられます．通常は軸索障害と脱髄は併存していますが，どちらが主たるものであるかを診断することで，疾患の種類を絞ることができます．

Ⓐ 軸索障害の電気生理所見

　軸索が障害されるとまず振幅が低下します．運動神経は構成する各神経線維に対応した筋線維から発生する活動電位の総和がCMAPとなるため，軸索障害を呈すると脱落した神経線維の割合に応じて，その比率分だけCMAP振幅は低下

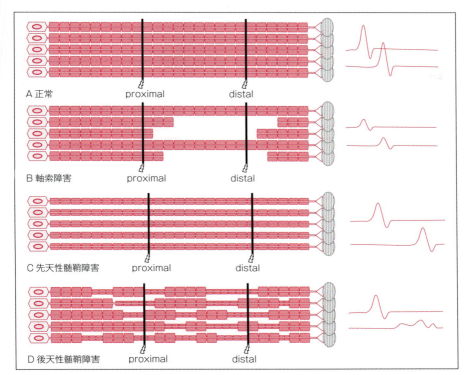

図 2-32 神経障害タイプごとの波形変化

をきたします（図 2-32B）．感覚神経も同様のことがいえます．感覚神経と運動神経の両方が障害された場合，まず SNAP 振幅の低下がみられ，進んでくると CMAP 振幅の低下が明らかになってきます．さらに高度になると伝導速度 conduction velocity（CV）や DL も低下してきますが，これらの伝導系の異常は軽度で，通常 CV は正常下限の 70% 程度まで，DL は正常上限の 130% 程度までといわれています．CV の低下や DL の延長は有髄線維の中で特に大径のものから障害されると，最速の線維が脱落したことになりますので，最速線維で測定する CV や DL は低下や延長をきたします．脱髄と異なり伝導ブロックや病的 temporal dispersion はみられません．後で述べる筋電図所見も重要で，線維自発電位 fibrillation potential や neuropathic MUP がみられます．

軸索優位の障害と判断された場合には，全体的にびまん性にCMAPやSNAPの低下をきたしている場合はaxonal polyneuropathy，SNAPの低下が主体であればsensory axonal polyneuropathy，また分布がびまん性でなく，単神経に限局していれば単神経障害mononeuropathy，それがさらに多発性にまばらに分布している所見があれば多発単神経障害mononeuropathy multiplexと判断されます．このmononeuropathy multiplexの場合にはとくに血管炎vasculitisの病態が推測されます．

B 脱髄・髄鞘形成障害の電気生理所見

脱髄とは主な病変が髄鞘あるいはSchwann細胞にあり，このため跳躍伝導が障害されることで伝導が阻害される病態をいいます．このような髄鞘の異常は末梢神経全般に均一に起こる先天性（遺伝性）の場合と不均一に節性に起こる場合の2つに分かれます．

● 節性脱髄（後天性）（図2-32D）

これまで多くの脱髄の診断基準が提唱されています．

a. CVの低下

脱髄における伝導速度の低下の程度は，一般的には正常下限の70～80%以下とされています．これで考えると，CMAPの振幅の低下の度合い，すなわち脱髄の程度と大径有髄神経の減少の程度にも関連します．大雑把にいうと，CMAP振幅が正常なら上肢では35 m/秒以下（正常値を50 m/秒として，その70%程度），下肢では30 m/秒以下（正常値43 m/秒の70%程度）ですが，CMAPが低下するとCVはさらに遅くなると考えられます．

b. DLの延長

脱髄ではDLは125～150%以上に延長します．

c. 病的temporal dispersion（図2-8参照）

病的temporal dispersionとは遠位部刺激で得られたCMAPのdurationよりも，近位部刺激で得られたCMAPの持続時間が正常範囲を超えて延長していることをいい，特に15～30%以上延長しているものを病的なtemporal dispersion

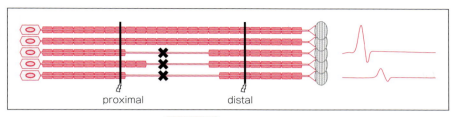

図 2-33 伝導ブロック

といいます．これは脱髄によって起こった，神経によって異なる伝導遅延が，長い距離の伝導ではさらに大きくなることによります．この所見は後天性脱髄で起こる節性脱髄では顕著に現れ，特徴的な所見です．

d. 伝導ブロック（図 2-33）

　近位部・遠位部の刺激間に顕著な髄鞘障害が存在すると，遠位部に伝達するインパルスを発生させられずに伝導できない線維がでてきます．伝導ブロックは近位部刺激の CMAP 振幅が遠位部刺激の振幅よりも異常に小さくなる場合に考えられ，脱髄に特徴的とされますが，その程度は神経ごとに大きく異なります．例えば脛骨神経では正常でも近位部 CMAP 振幅の 60％ 程度までの低下がみられます．一般に近位部・遠位部刺激で 50％ 以上の低下であれば，刺激部位の間に確かな伝導ブロックがある場合が多いですが，異常な temporal dispersion のみで 50％ 以上の面積の低下がない場合には伝導ブロックとは判断しません[4]．より正確に伝導ブロックの存在を確認するには，短い距離での伝導検査（inching study）が有用です．後天性脱髄は不均一な脱髄ですので，inching study で伝導ブロックの部位を見つけることができる場合が多いです．注意すべきは刺激強度の不足で起こる見かけ上の伝導ブロックです．検査をする場合は十分な刺激強度（刺激の強さだけではなく，刺激時間の延長も考える）を確認しましょう．

> 一口メモ

inching study

　脱髄の部位，特に圧迫性（絞扼性）ニューロパチーなど脱髄が短い部位での評価に有用です．

ルーチン検査の中では特に尺骨神経の運動神経で行われる頻度が高い検査です．肘部管症候群が疑われるときに，障害部位（伝導ブロックの部位）を同定するために行います．具体的には，一定の距離2～3cm毎に刺激部位を決め，障害部位と思われる部位の前後数ヵ所ずつ刺激を行います．尺骨神経の場合を図2-34に示します．著者らは3cm毎に刺激を行っています．内側上顆を起点に近位（9cm），6cm，3cm，内側上顆，遠位3cm，6cm，9cmで記録します．それらを同一基線上に配置すると，立ち上がりの潜時の遅れる部位や，振幅の変化（伝導ブロックを起こしている）部位を同定できます．

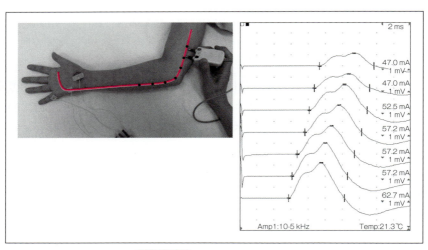

図 2-34　inching study

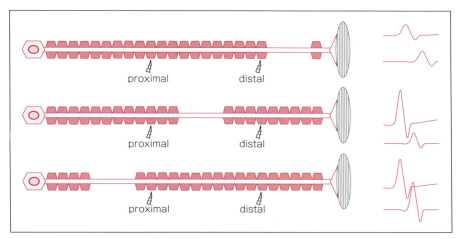

図 2-35 脱髄病変部位の推定

e. その他

　脱髄が近位部刺激部位よりも，さらに近位にある場合は F 波潜時の延長および F 波の消失が重要になります．例えば急性炎症性脱髄性多発ニューロパチー acute inflammatory demyelinating polyradiculoneuropathy（AIDP）などで神経根に病変がある場合は，末梢の伝導検査は正常（図 2-35）でも F 波潜時は正常の 120〜150% 以上に延長するか，F 波の出現率が極端に低下します．

　一方，脱髄が遠位部刺激部位よりもさらに遠位にある場合は，CMAP の持続時間が延長します．この場合 proximal CMAP も distal CMAP も同じように持続時間の延長がみられるため，temporal dispersion とは異なります（図 2-35）．

● 均一な髄鞘形成障害（先天性）

　遺伝性ニューロパチーの 1 つで，わが国で最も頻度の高い Charcot-Marie-Tooth 病 1 型でみられる所見で，すべての神経でほぼ均一に高度の CV の低下，DL の延長がみられます．障害が神経ごとにかつ神経全長にわたり均一であるために，波形の相同性は保たれ伝導ブロックはみられません．高度になると CMAP の低下や異常な temporal dispersion もみられます（図 2-32C 参照）．

C 特殊な病態

軸索が主な病変であるにもかかわらず，伝導ブロックがみられる特殊な病態があります．

● axonal conduction block

最近，軸索が主な標的である Guillain-Barré 症候群（GBS）の一型である急性軸索型運動ニューロパチー acute motor axonal neuropathy（AMAN）で軸索障害であるにもかかわらず，早期に改善する伝導ブロックが伴うことが報告され，axonal conduction block と呼ばれています．この病態は Ranvier 絞輪における免疫介在性の障害で，活動電位を発生させる Na^+ チャネルが部分的に障害されるため，活動電位が部分的に形成されないことで伝導ブロックが起こるためです[8]．axonal conduction block では異常な temporal dispersion は起こらないことが脱髄との鑑別になります．近年，免疫介在性ニューロパチーの新しい概念として"nodopathy"が注目されています．この概念は，node，paranode が抗体などで障害され伝導ブロックが生じるもので，従来の脱髄とは異なる概念です[10]．

● pseudo-conduction block

血管炎に伴う軸索変性の初期に，一過性に部分的な伝導ブロックが起こり，短時間のうちに伝導ブロックが消失することがあり，pseudo-conduction block と呼ばれます．これは神経栄養血管の部分的虚血により，軸索の興奮性が低下し伝導ブロックが生じ，時間経過とともに，より末梢のワーラー変性が生じ伝導ブロックの所見が消失します．この変化は数日で起こるため，血管炎などによる axonal neuropathy で伝導ブロックがみられた場合は短期間に検査を繰り返すことで診断できます．

⑦ 報告書の書き方

検査報告書には患者の身長・年齢の記載，検査条件として皮膚温は必須です．
F 波の潜時は被験者の身長に比例するため，特に低身長や高身長の場合には通

Neuromuscular Electrodiagnostic Study Report

ID		カナ氏名		年齢		身長	cm	体重	kg
性別	Male	氏名		生年月日		入院外来	Out		
診療科	神経内科	担当医	吉村 道由	検査者	CNN 管理者	検査日			
臨床診断				電気診断					
診断コード									

Motor Nerve Conduction Study

Site	Lat. (ms)	Dur. (ms)	Amp. (mV)	Area (mVms)	Stim. (mA)	Segment	Dist (mm)	Interval (ms)	NCV (m/s)	%Amp (%)	%Area (%)	%Dur (%)	Temp.
Median, Right						Temperature							
Wrist	8.2	8.1	4.4	13.6	87.6	*Wrist	80	8.2					34.4
Elbow	14.7	9.7	3.3	14.1	50.4	Wrist−Elbow	241	6.5	37.1	23.3	−3.9	−19.9	33.7
Ulnar, Right						Temperature							
Wrist	5.8	9.6	6.0	32.2	45.2	*Wrist	80	5.8					33.8
Above elbow	11.4	9.6	5.5	27.5	32.0	Wrist−Above elbow	294	5.6	52.5	8.4	14.8	0.0	33.8
						Above elbow−Below elbow	150						
Peroneal, Right						Temperature							
Ankle	15.7	6.3	0.1	0.2	59.0	*Ankle	80	15.7					31.2
Poplitea	26.4	9.9	0.2	0.6	60.2	Ankle−Poplitea	425	10.7	39.9	−130.4	−187.2	−56.3	31.2
					41.0								
Tibial, Right						Temperature							
Ankle	16.9	11.3	0.7	3.3	65.8	*Ankle	80	16.9					31.3
Poplitea	27.2	9.5	0.3	2.2	56.2	Ankle−Poplitea	395	10.3	38.3	54.1	33.9	15.9	31.3
Ankle2	17.4	10.2	0.5	2.6	65.8								

Sensory Nerve Conduction Study

Site	Lat.1 (ms)	Dur (ms)	Amp. (uV)	Area (uVms)	Stim. (mA)	Segment	Dist. (mm)	Intvl (ms)	NCV (m/s)	Temp
Median, Right						Temperature				
Palm			N.D.		20.2	Palm	70			33.8
Antidromic					34.2	Digit2	140			
						Palm-Digit2	70			
						Antidromic	140			34.3
Ulnar, Right						Temperature				
Digit5					15.0	Digit5	120			34.3
Antidromic			N.D.		11.0	Antidromic	120			34.5
						Dorsal cutaneus	80			
Radial, Right						Temperature				
Snuff-box	2.0	1.2	10.5	5.9	21.2	Snuff-box	100	2.0	49.3	34.0
Sural, Right						Temperature				
Calf	3.6	1.7	4.3	5.4	19.4	Calf	140	3.6	38.6	31.0

F−wave Study

Nerve	Minimum Lat(ms)	Frequency(%)	コメント
Median, Right	51.5	100%	
Ulnar, Right	50.1	100%	

Remarks

右上不肢で施行。
Median N.:motor については、DL 延長、刺激閾値の著明な上昇あり。MCV 低下認めます。
Ulnar N.:motor については DL 延長、刺激閾値は Median N. ほどの上昇はなし、MCV は正常範囲でした。
F 波についてはいずれも潜時延長認めています。
Median N.、Ulnar N. とも Sensory は N.D. でした。
Radial N. の sensory のみ施行。SNAP 低下気味ですが、SCV は正常範囲。

Tibial N.:DL 延長、刺激閾値上昇、CMAP 低下、MCV 低下認めました。
Peroneal N. も同様でした。こちらについては CMAP 低下著しく参考値です。
Sural N.:SNAP 低下、SCV 低下認めました。

EDx：
上下肢とも遠位潜時の著明な延長、F 波潜時の延長、一部をのぞき MCV の低下
FENS/PNS 基準では definite CIDP に相当すると思われます。

Signature: 吉村

Kagoshima University Hospital Neurology & Geriatrics

この結果を、学会あるいは論文発表される場合は、必ず事前に御連絡頂きますようお願いします。

図 2-36 報告書例

常用いている正常値からはずれた値になる可能性が十分にあります．そのため，身長はかならず記載されている必要があります．

皮膚温，年齢については前に記載の通りです．

それらの条件を踏まえた上で，報告書には，異常値にマーキングを施すなどしたうえで，まず何が異常であるかを要約します．

その後に，病歴（発症の様式，経過）に現状の障害の程度，分布を加味したうえで，何を主座とした疾患の可能性があるか，電気生理診断を記載します．

解釈を加えていく上で，罹病期間や神経症状の進行がどのようであったかという病歴，どのような神経所見の分布をしているかなどの検査前の情報は非常に重要です．

どのような経過で今に至っているかがわからない場合は，急性の変化なのか，慢性の変化をみているのかを判断できないため，解釈にもずれを生じると考えられます．報告書の1例を提示します（図 2-36）．

ここからはじめるポイント

- 記録電極の位置，最大上刺激，皮膚温に留意する．
- 末梢神経障害の病態生理は軸索変性と脱髄に分かれる．どちらが主かを診断することによって疾患の種類を絞ることができる．
- 皮膚温の低下は速度低下をきたすため，上肢で32℃以上，下肢で30℃以上とし，必ず記録する．

●文献

1) Falck B, Stålberg E: Motor nerve conduction studies: measurement principles and interpretation of findings. J Clin Neurophysiol 12:254-279, 1995.
2) 木村淳，幸原伸夫：神経伝導検査と筋電図を学ぶ人のために．第2版．p.22-33, 医学書院，2010.
3) 園生雅弘，馬場正之：神経筋電気診断の実際．星和書店，2004.
4) David C. Preston, Barbara E. Shapiro: Electromyography and Neuromuscular Disorders: Clinical-Electrophysiologic Correlations. 2nd edition. Elsevier Health Sciences, 2005.
5) Kohara N, Kimura J, Kaji R: F-wave latency serves as the most reproducible measure in nerve conduction studies of diabetic polyneuropathy: multicentre analysis in healthy subjects and patients with diabetic polyneuropathy. Diabetologia 43: 915-922, 2000.

6) Bischoff C: Neurography: late responses. Muscle Nerve Suppl 11: S59-65, 2002.
7) Puksa L, Stålberg E, Falck B: Occurrence of A-waves in F-wave studies of healthy nerves. Muscle Nerve 28: 626-629, 2003.
8) Kuwabara S, Yuki N: Axonal Guillain-Barré syndrome: concepts and controversies. Lancet Neurol 12: 1180-1188, 2013.
9) 国分則人, 桑原聡：Guillain-Barré 症候群の電気診断. 臨床神経生理学 41: 103-111, 2013.
10) Uncini A, Kuwabara S: Nodopathies of the peripheral nerve: an emerging concept. J Neurol Neurosurg Psychiatry. 86: 1186-1195, 2015.

●参考教科書

1) 幸原伸夫, 木村淳：神経伝導検査と筋電図を学ぶ人のために. 第 2 版. 医学書院, 2010.
2) 園生雅弘, 馬場正之：神経筋電気診断の実際. 星和書店, 2004.
3) Devon I. Rubin, Jasper R. Daube: Clinical Neurophysiology 4th Edition, Oxford University Press, 2016.
4) 日本臨床神経生理学会－筋・末梢神経電気診断技術向上委員会認定委員会編：モノグラフ 神経電気診断を基礎から学ぶ人のために.
5) 柳澤信夫, 柴﨑浩：神経生理を学ぶ人のために 第 2 版. 医学書院, 1997.

第3章 針筋電図

① 針筋電図をする際に知っておくべき生理学・解剖の知識

Ⓐ 運動単位

　運動単位 motor unit（MU）とは単一の脊髄前角細胞あるいは脳幹運動ニューロンとその軸索および軸索が支配する筋線維群を一括した機能的単位のことです（図1-6〈p.10〉参照）．四肢の筋では100～500 MUがあるといわれています．1つのMUに属する筋線維は同じ組成をしており，お互いに近接することなく，異なるMUに属する運動単位がモザイク状に入り乱れて存在します．筋電図検査で記録する運動単位（活動）電位 motor unit（action）potential（MUP）とはこのMUに所属する筋線維活動電位の総和のことですが，針電極には記録範囲がありますので，すべての筋線維活動の総和ではありません（図1-6〈p.10〉参照）．

Ⓑ 神経支配比

　個々の二次運動ニューロンが支配する筋線維の数のことです．筋ごとに大きく異なり，例えば眼筋では10以下，腓腹筋では1,900にもなるといわれています．この神経支配比 innervation ratio は MUP の持続時間に関連します．

Ⓒ 筋線維密度

　MUは横断面 cross-section で5～10 mmに拡がっているといわれています．筋電図上の筋線維密度 fiber density は針筋電図で記録できる範囲内の単一のMUに支配される筋線維の数といえます．脱神経後に残存する筋線維が他のMUにより神経再支配を受けると fiber density は増加します．したがって，fiber density も MUP の持続時間に関連します．

表3-1 筋線維の分類と運動単位の関係

筋線維			
fiber type	Ⅰ	ⅡA	ⅡB
収縮速度	遅い	速い	速い
収縮張力	低	高	高
易疲労性	低	低	高
運動単位			
大きさ	小	大	大
神経支配比	小	大	大
閾　値	低	中	高
軸索の太さ	大	大	大

D 二次運動ニューロンのタイプと筋組成

　筋線維は大きくtypeⅠ（遅筋）とtypeⅡ（速筋）に分けられます．この筋線維の種類と二次運動ニューロンの大きさや機能は密接に関係しています（表3-1）．筋電図検査では弱収縮でないとMUP波形を分離して解析できませんので，通常はtypeⅠ線維の機能をみていることになります．したがってより張力を発揮するtypeⅡ線維の機能をみるにはより強い収縮での動員recruitmentが重要となってきます．

② 筋電図検査でわかること

　臨床の場では筋力低下があった場合，それが中枢性か末梢性かの鑑別が必要になります．筋電図検査では検査を系統的に実施することでその鑑別は可能です．さらに二次運動ニューロン，神経筋接合部，筋などの病変部位の推定も可能です．実際の筋電図を含む電気生理検査では，神経学的診察を行い予想される病変部位の臨床診断をつけることから始まります．その情報をもとに，被検筋を選択し検

査を行い，もし一致していなければ再度診察を行い部位診断の修正をするという順序で行います（図1-2〈p.5〉参照）．すなわち筋電図検査は神経学的診察の補助手段といえます．そのほかに表3-2に示したようなことについても情報を得ることが可能です．

3 筋電図検査の方法

A 実施前の注意

　筋電図検査は細い針電極を筋に刺入して行う侵襲的な検査であるために，検査前の患者への検査の必要性，方法などの説明は必須です（表3-3）．また検査を行うに際して，出血性素因，使用薬剤，感染症の有無についての情報は必要です．またクロイツフェルト・ヤコブ病などの感染に備えるため，使い捨ての筋電図針，手袋の着用などは必須です（表3-4）．

B 実施時の注意

　実際に検査を行うに際して，感染予防，出血に対する配慮が必要です．筋電図検査は針電極刺入という侵襲的な方法を用いるため，患者にできるだけ疼痛を与えない工夫も必要です（表3-4）．また筋電図検査は診断に必要な最小限の筋の選択とできるだけ短時間の検査を心がける必要があります．かといって，筋電図検査の重要な診断ステップはおろそかにしてはいけません．

C 筋電図検査の機材

● 筋電計

　筋電計も歴史とともに進歩し，最近の筋電計はデジタル筋電計が主流であり，

表3-2　針筋電図でわかること

1. 二次運動ニューロン，神経筋接合部および筋の部位診断
2. 筋力低下の明らかでない潜在性病変 subclinical lesion
3. 運動ニューロン疾患，末梢神経疾患および筋疾患における病態生理の推定
4. 神経・筋病変の障害度・経過および予後の予想

表 3-3 電気生理検査の説明（患者向けの例）

- 電気生理検査とは筋電図，神経伝導検査などによる末梢神経・筋疾患の診断や，脳波・誘発電位などによる中枢神経疾患の診断のための検査で，いずれも神経疾患の診断に重要な検査です．
- 筋電図，神経伝導検査では，病変が神経にあるか，筋肉にあるかがわかります．
- 所要時間は1時間程度ですが，さらに詳細な検査が必要な時は延びることもあります．
- 神経伝導検査では神経を刺激する際に軽い電気ショックを感じますが，すぐ慣れてきます．後に異常が残ることはありません．
- 筋電図では，細い針を筋肉に刺入して筋肉の電気的な活動を見ます．針刺入時に軽い痛みや出血がありますが，長く残ることはありません．また検査当日の入浴も差し支えありません．
- 検査の詳しい内容は主治医か検査担当医にお尋ね下さい．

表 3-4 感染予防と疼痛の緩和

感染予防
1. 皮膚感染の有無の確認（感染部位は避ける） 2. 抗凝固薬，抗血小板剤，血小板減少症などの情報の確認 3. クロイツフェルト・ヤコブ病，HIV，B型，C型肝炎などの情報の確認 4. 検者の手袋の使用
疼痛の緩和
1. できるだけ被験者をリラックスさせる 2. 診断に必要最小限の筋で行う 3. 筋刺入後はできるだけ細かく針を移動させる 4. 刺入した針が筋収縮に伴い曲がることをさける

交流などのノイズにも強く，ソフトウェアによるMUPの解析も容易になっています（図1-7〈p.11〉参照）．正確な電位を得るためには雑音の除去，適正な帯域フィルターの設定が重要です．オシロスコープの掃引速度は，安静時電位やMUPの波形の確認には5〜20 ms/divが，MUPの発火様式の確認には20〜100 ms/divがよく用いられます．増幅フィルターは10 Hz〜10 KHzに設定します．波形の定量的解析には各自の施設で一定の設定が重要ですので，検査を始める前に必ずチェックしましょう．

●針電極

通常の筋電図検査には，わが国ではディスポーザブル同芯針電極 concentric

needle が用いられます．海外ではディスポーザブル単極針電極 monopolar needle を用いるところもあります．この両者では記録範囲が若干異なるため，定量化を行う場合は同じタイプの電極を使用する必要があります．同芯針電極の利点は，わが国では種類が豊富で手に入りやすいこと，基準電極を置く必要がないことなどがあります（図 1-10〈p.14〉参照）．

D 筋電図検査のステップ

　まず臨床診断に基づいて，必要最小限の被検筋を選択します．その次に筋電図針の刺入部位を解剖の本などを基に決定します．針電極を刺入するときは一般的には筋の収縮を触知して垂直に刺入します．深部筋や胸膜に近い筋などの危険を伴う筋の検査には，筋電図検査に必要な解剖を熟知しておく必要があります．針電極の刺入後は針電極の記録部が的確に筋内にあることを確認する必要があり，focusing と呼ばれます．この際にはオシロスコープの波形確認（図 3-1）よりも音が重要です．筋から離れている場合は鈍な音がしますが，活動している筋線維に近づくにつれてハイピッチな click 音に変わりますので，その状態で次のステップで検査を行います（図 3-2）．

● 安静時の刺入時電位，自発電位のみかた

　筋をリラックスさせた状態で，刺入時電位 insertional activity や自発電位 spontaneous activity を記録します．いずれの電位も振幅が小さいことが多く，筋電計の感度は 50 μV/div に設定します．自発電位は後で述べるように，診断に重要な情報を得ることができるので，ある程度時間をかける必要があります．

● 弱収縮による MUP 波形の解析

　この段階では筋電図検査の中核である MUP の波形，発火様式について観察します．MUP の波形解析が可能なのは，弱収縮下で 3〜4 個の分離した MUP が限界といわれています．このことは，筋電図では発火閾値の低い一部の MU しか検索できないことを示しています（表 3-1〈p.75〉参照）（size principle, 一口メモ〈p.81〉を参照）．MUP の解析にはソフトウェアを用いない半定量法と，ソフトウ

第3章 針筋電図

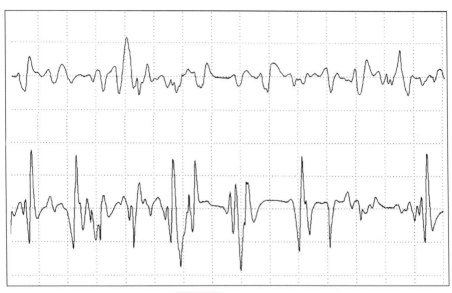

図 3-1 focusing
上段の波形は針電極が標的筋に十分に近接していないため，スパイクが鈍になっています．下段は十分にスパイクがシャープになっており，振幅も増大しています．

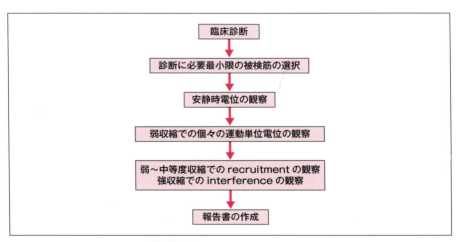

図 3-2 筋電図検査のステップ

表3-5 発火様式

規則的 regular	fibrillation potential, complex repetitive discharge（CRD）, myotonic discharge
半規則的 semi-rhythmic	motor unit potential
不規則 irregular	fasciculation potential, end-plate spike
群化 burst	myokymic discharge, grouping discharge

表3-6 MUP解析の半定量化と定量化の比較

	半定量化解析	定量化解析
ソフトウェア	なし	必要
正常基準値	経験に基づく	ソフトウェアに依存
設定	できるだけ一定	必ず一定
所要時間	短時間	やや長時間
熟練度	必要	ほとんど不要
音	必要	必要

ェアを用いる定量法の2つがあります．最近の筋電計のほとんどにはMUP定量化ソフトウェアが組み込まれています．定量化の利点は，経験に乏しい医師にとってはデータで異常を認識できることです．しかし，検査時間が長くなる欠点があります．一方，半定量化解析は経験に基づいて異常を判定するため，熟練者の指導と経験が必要ですが，より短時間で検査を終了できます．この半定量化の場合，特に重要となるのは音です．例えば発火様式（regular, semi-rhythmic, irregular, burst）は音で判断することが可能です（表3-5）．一般には半定量化解析を主体として，判定が難しい場合やごく軽度の異常を検出したい場合などに定量化解析を用いることが多いようです．表3-6に両者の利点と欠点をあげてみました．

●段階的収縮増強による動員の評価

動員 recruitment とは，筋の収縮を強めるにしたがって，新しい MU が次々と賦活されることをいいます．筋電図検査では，この recruitment を評価するために，収縮を次第に上げていき動員される MUP の数について観察します．強い随意収縮で MUP が十分に動員されれば，多数の MUP で基線が隠れてしまいます（干渉 interference）．ただ，下肢筋など筋力の大きな筋や疼痛がある場合などは，十分な収縮が得られないことがあるので，被験者の様子も観察する必要があります．

●検査報告書の作成

検査終了後に検査結果のサマリーを記載します．最後に検査結果で考えられる病変部位・病態を予測し，臨床診断と合致するか否かについて記載します．これが筋電図診断になります．

一口メモ

サイズの原理 size principle とは

MU の基本的な特徴はそれを支配する前角細胞の大きさと機能に関連していることが知られています．小さな前角細胞は支配する筋線維の数 (innervation ratio) も小さく，またその筋も張力の小さな type Ⅰ fiber であるため，MU 全体として発生する張力が小さいのですが，興奮閾値が低く中枢からの出力で先に興奮します．一方，大きな前角細胞はその逆で，支配する筋線維の数も多く，かつ張力の大きな type Ⅱ fiber であり，MU 全体としては大きな張力を発揮します（表 3-1 参照）．随意収縮を始めて，徐々に力を強めていく過程では，小さな前角細胞から大きな前角細胞へと一定の順序で興奮していきます．この原則を Henneman（1965）は size principle と名付けました[1]．筋電図の MU recruitment はこの状態を見ていることになり，非常に重要な原理です．また筋電図検査において弱収縮で見る MUP 波形は，より小さな運動単位を主に解析していることになります．

④ 実際の筋電図検査

　筋電図検査を始めるにあたり，まず筋の同定が必要です．とくに検査する筋のどの部位に針を刺入すれば安全かつ有効か，またその筋を収縮させるにはどういう肢位で力を入れさせるかを知る必要があります．筋電図検査のための解剖の本はいくつか出ていますので，筋電図を始める際には必ず参照してください．

　筋電図検査は安静時の自発電位の有無，弱収縮でのMUPの形態変化，収縮を強めていく過程でのMUPのrecruitmentの様子の3つの段階で行います．具体的には，まず臥位で被検筋が完全に脱力する肢位を探します．その後，弛緩した筋に対し筋電図針を刺入し，まず安静時の刺入時電位および自発電位をみます．患者が筋収縮を自覚しない時でもMUPがみられる場合は，MUPが消えるような肢位を探します．どうしても完全な弛緩が得られない場合の多くは肢位が問題ですが，ときに筋電図針刺入時の痛みのために，弛緩肢位を取れない場合があります．その場合は刺入部位を変えて再度行います．

　その次にMUPが1～2個みられるような弱収縮をさせ，個々のMUPの形態を調べます．十分な数のMUPを調べたら，次の段階に移り徐々に収縮をしてもらい，MUPのrecruitmentの状態を見ます（図3-2〈p.79〉参照）．3つの段階でみることの意味は，それぞれで神経・筋の病態を総合的に把握するためです．安静時の自発電位は，線維自発電位 fibrillation potential のように病態がわかるだけでなく，ミオトニー放電 myotonic discharge のように比較的疾患特異性があることがあります．MUPの形態変化は，神経原性，筋原性などの病態を把握できます．recruitmentは前角細胞の機能をみることで，中枢性・末梢性，神経原性・筋原性などの部位診断に役立ちます．このように筋電図検査を行う場合は必ず3つの段階で行ってください．

Ⓐ 安静時の記録（正常）
● 刺入時電位（図3-3）

　筋の収縮がない状態で針電極を筋へ刺入した時や，筋の中で電極を動かしたときに短時間の活動電位の放電がみられます．これは刺入時電位 insertional

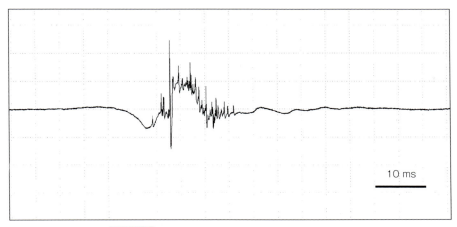

図 3-3 刺入時電位（insertional activity）
亢進：早期の脱神経筋，ミオトニー症候群，筋炎
低下：周期性四肢麻痺発作時，筋線維化，脂肪変性，McArdle 病

activity と呼ばれます．このとき得られる活動電位は，前角細胞の活動がないのですから，筋線維活動電位 muscle fiber action potential です．これは針先で筋線維に障害を与えることで筋線維に脱分極を起こすために発生します．このため筋線維の興奮性をある程度みることができますが定量化は難しく，電位が長く続くか（増大），あるいはほとんどみられないか（減弱）で評価します．通常は刺入後ただちに消失します．刺入時電位の異常は持続時間の増大で多くみられます．

a. 増　大

大きく 2 つの病態が関与しますが，いずれも筋線維が脱分極を起こしている状態です．

①神経原性変化（脱神経）は，筋が神経支配を失うと次第に筋の興奮性が増加します．通常 2 週間以上経過すると，後で述べる自発電位が出現してきて判定は容易です．それ以前は刺入時電位の増大で判定しますが，経験を必要とします．

②ミオトニー症候群のような筋膜の興奮性亢進が強い場合は，短い myotonic discharge 様の刺入時電位がみられます．

b. 減　弱

　まれな病態で，筋線維の興奮性が低下した状態で，線維化したような高度の筋線維の変性や，周期性四肢麻痺の発作時のような興奮性が高度に低下した場合にみられます．その他 McArdle 病などでは，筋硬直があるにもかかわらず electric silence であるのが特徴です．

Ⓑ 自発電位

　自発電位 spontaneous activity は刺入時電位後に筋が無収縮の状態でみられる電位のことです．自発電位は刺入筋によってはまれに正常人でもみられますが，病的状態では非常に重要な情報を与えます．針刺入の位置を変えながら，10ヵ所以上で調べます（図 3-4）．

● 正常の自発電位

　正常では針電極が end-plate zone に刺入されたときにのみ終板活動 end-plate activity という自発電位がみられます．この終板活動には end-plate noise と end-plate spike の2つのタイプがあります．

a. end-plate noise

　神経終末から自発的に放出される微小終板電位 miniature end-plate potential

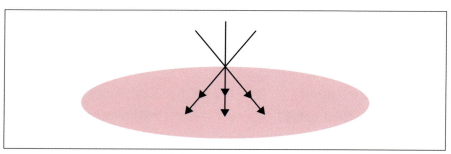

図 3-4　自発電位の検索方法

筋電図針の刺入時の痛みは皮膚や筋膜を通過する時に強く感じます．
できるだけ筋の多くの部位から電位を記録するには，針を皮膚から抜く回数を少なくすることです．例えばこの図では計6ヵ所から自発電位が記録できます．

第 3 章　針筋電図

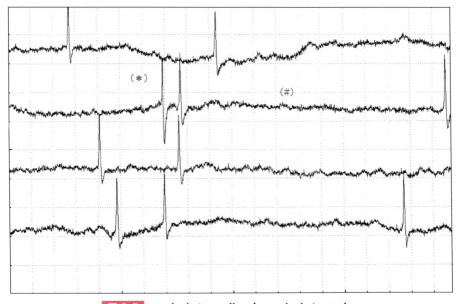

図 3-5　end-plate spike と end-plate noise

・陰性の振れから始まる二相性の電位が end-plate spike（＊）
・基線の細かな揺れが end-plate noise（#）

(MEPP) を細胞外から記録したもので，低振幅（10 μV 前後）で持続時間の短い（1～3 ms）単相性電位が不規則にみられます．貝殻同士を擦り合わせたような音が聞こえます（図 3-5）．

b. end-plate spike

　end-plate zone で発生した筋活動電位で，end-plate noise より高振幅で持続時間も長くなります．end-plate zone で発生するため陰性-陽性の二相性を示し，発火が不規則であることが特徴です．患者は不快な感覚を感じますが，刺入部位を変えると電位は消失し不快感も消失します（図 3-5）．後に述べる低電位のMUP や線維自発電位と間違わないようにしましょう．

表 3-7 自発電位

正　常
1. end-plate noise 2. end-plate spike
異　常
1. fibrillation potential/positive sharp wave 2. fasciculation potential 3. complex repetitive discharge 4. myotonic discharge 5. myokymic discharge 6. neuromyotonic discharge

● 異常自発電位

　異常自発活動には**表 3-7**のようなものがあります．この中で頻度が多く重要性も高いのは線維自発電位 fibrillation potential です．

a. 線維自発電位，陽性鋭波

　単一の筋線維が発生する筋活動電位です．特徴は電位が陽性-陰性の二相性かまたは陽性-陰性-陽性の三相性を取ることです．また単一の筋線維活動電位ですので，持続時間は 1〜5 ms と非常に短く，high pitch な音が聞こえます．もう 1 つの特徴は発火に比較的規則性があることです（**図 3-6**）．この fibrillation potential は臨床的に非常に重要で，とくに神経と筋の連絡が途絶えた脱神経状態が筋に起こっているときに多くみられます．このため以前は脱神経電位 denervation potential と呼ばれていましたが，筋炎や筋線維の崩壊が強い筋ジストロフィー症などでもみられるため，現在はこの呼び方はふさわしくないといわれています．しかしいずれにしても頻度の多い脱神経の客観的な指標として非常に重要視されています．陽性鋭波 positive sharp wave は陽性の振れを示し，比較的持続時間の長い（10〜30 ms）筋活動電位です．形態は異なりますがfibrillation potential と同じ病態で，記録部位や記録する筋線維の状態の違いで波形が異なるだけとの説が一般的です[2]（**図 3-7**）．しかし，positive sharp wave

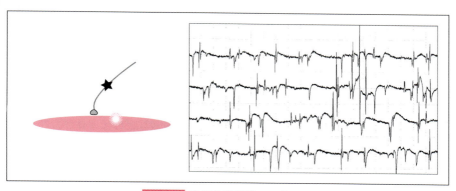

図 3-6 線維自発電位，陽性鋭波

・単一の筋活動電位からなります．
・脱神経所見として神経軸索傷害後少なくとも 7〜10 日後から出現します．
・筋炎，筋ジストロフィー症，LEMS などでも出現します．

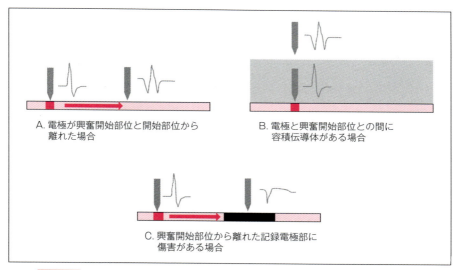

図 3-7 fibrillation potential，positive sharp wave 波形の考え方

興奮部位に近接して記録した電位は陰性-陽性の振れを生じます（end-plate spike）．筋線維に接していても距離がある場合や容積伝導体が介在する場合は陽性-陰性-陽性の振れを生じます（fibrillation potential）．もし記録部位に傷害がある場合は，陰性の振れは極めて小さいです（positive sharp wave）．

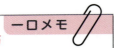

fibrillation potential，positive sharp wave の波形の違いの考え方

　神経軸索や筋の興奮の伝導を記録する場合，もし電極が軸索や筋に接するよう設置され，興奮がそのすぐ側から起こると図 3-7A のように記録波形は陰性–陽性の二相性になります（例：end-plate spike）．しかし実際の測定では軸索や筋と電極の間に筋内の結合組織や間質液などの伝導体が介在し，その中を興奮が通過します．すなわち実際の電位記録においては，軸索や筋における興奮の伝導と容積伝導の両者を考える必要があります．そうすると実際の波形は図 3-7A,B のようになります．これが fibrillation potential 波形の考え方の 1 つです．もし記録部位が損傷されると，記録部位での陰性の振れはみられなくなります（図 3-7C）．これが positive sharp wave 波形の考え方です．

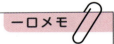

fibrillation potential はなぜ起こるか？

　神経を切断すると目視で筋に筋線維の収縮が起こることが，1800 年代にすでに報告されています．筋電図が記録できるようになった 1900 年代半ば頃から脱神経における fibrillation potential の発生機序が調べられています．当初は筋膜にあるアセチルコリン受容体の感受性が亢進したためという説が主流でしたが，その後の研究で，脱神経が起きると筋膜の静止膜電位は Na^+ や K^+ のコンダクタンスの変化により 10〜15 mV ほど脱分極に傾くことがわかってきました．さらに静止膜電位の変動 oscillation が加わって自発的に活動電位が発生することが主な要因と考えられています．面白いことに，この fibrillation potential は筋線維の収縮を引き起こすわけですから，電気刺激と同じような効果があり，少なくとも脱神経の初期には筋萎縮を防ぐような働きがあるのではないかとも考えられています[4]．

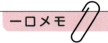

> **脱神経からの時間経過と fibrillation potential**
>
> 　fibrillation potential は軸索の障害部位から筋までの距離によって，その出現までの時間が異なり，筋に近ければ近いほど早く出現します（length-dependent）．脱神経が起きて 1〜4 週間でみられますが，末梢神経障害で脱神経所見を確実に判定するには，障害後 3〜4 週間以降がよいとされています．一方，神経再支配が起こった場合でも，fibrillation potential は 1 年以上持続することが知られています．後で述べる MUP の変化を加味すると，検査した筋が脱神経過程か，神経再支配が起きているかなどの状況を客観的に把握でき，ある程度予後を予測することもできます．

は fibrillation potential よりも若干早期にみられること，正常人でも遠位筋で fibrillation potential を伴わずにみられることなどから，一部は機序が異なる可能性を指摘する意見もあります[3]．

b．線維束自発電位

　線維束自発電位 fasciculation potential は単一の運動単位電位が不規則に自発発火したもので，基本的には振幅・持続時間ともに随意収縮時にみられる MUP と同じものです（図 3-8）．正常でも過度に運動を行った後などにみられることがあります．疾患では脊髄前角細胞の病変で起こる筋萎縮性側索硬化症 amyotrophic lateral sclerosis（ALS）でみられることは有名で，最近は ALS 診断基準の重要な指標になっています[5]．しかし神経根の圧迫や末梢神経障害でもみられ，疾患特異性はありません．筋疾患でもみられることが報告されていますがまれです．鑑別には MUP の形態を見ることが重要です．臨床的 fasciculation は筋電図で確定できますが，筋電図の難しい深部筋などでは神経筋エコー検査も有用です．

　fasciculation potential は主に軸索の最遠位部で起こり，その興奮が逆行性に主軸索に伝わり（antidromic propagation），MUP として記録されると考えられています[6]（図 3-8）．ALS では発生する部位によって波形が異なることが報告さ

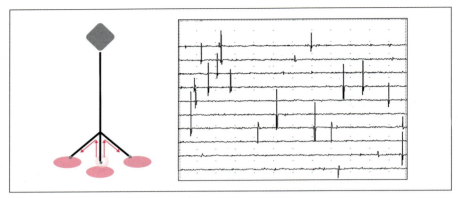

図 3-8 線維束自発電位

- 1つの運動単位の不規則な自発性発火です．
- 前角細胞障害の際（特にALS）によく認められますが，神経根障害，末梢神経障害，代謝性疾患（甲状腺中毒症，抗コリンエステラーゼ剤過剰投与）でもみられます．
- 最近は起源は末梢運動神経遠位部とする考えになってきています．

表 3-8 fasciculation potential がみられる疾患

前角細胞病変	運動ニューロン疾患，ポリオ，脊髄空洞症
脊髄神経根症	椎間板ヘルニアなど
末梢神経障害（軸索病変）	圧迫性ニューロパチー，さまざまな多発神経炎
代謝性疾患	テタニー，甲状腺中毒症，抗コリンエステラーゼ剤中毒症，有機リン中毒など

れています[7]．

　fasciculation potential は ALS 以外にも神経根障害，多発ニューロパチーなど二次運動ニューロンのどの部位の障害でも起こります．その他，正常人の運動後や種々の代謝性疾患でもみられることに注意が必要です（表 3-8）．

　もう1つ鑑別が必要なものに"contraction fasciculation"があります．fasciculation potential はランダムな発火様式で，また通常いくつかの MUP が発火するために，その形態が異なります．一方，慢性の二次運動ニューロン疾患で，視診で fasciculation と同じような筋収縮がみられることがあります．記録された fasciculation potential が MUP と類似の半規則性 semi-rythmic があり，MUP 波

形の形態が常に同一であり，かつ高振幅・長持続時間の神経原性である場合は，神経再支配を起こした前角細胞が随意的に発火したもので，fasciculation potential とは異なり，注意が必要です[8]．

c. ミオトニー放電

　ミオトニー放電 myotonic discharge とは単一の筋線維膜が自発発火して発生した筋活動電位が，持続的に起こったものです．その引き金になるのは針電極の刺入で起こる筋線維の脱分極で，膜電位の変動により振幅や発火頻度が漸増・漸減（wax and wane）します．このため「急降下爆撃音」や「モーターサイクル音」などと呼ばれる特徴的な音が聞こえ，音だけで診断できますし一度聞いたら忘れられません．最も多い波形は陽性鋭波であり，ときに陽性相を伴う陰性棘波としてみられることがあります（図 3-9）．臨床的ミオトニーに伴うことが多いのですが，筋電図上の myotonic discharge がより鋭敏でミオトニーがみられない筋でも記録できます．臨床的にはミオトニー症候群が特徴的ですが，多発筋炎やその他の筋疾患でもみられます（表 3-9）．

d. 複合反復放電

　複合反復放電 complex repetitive discharges（CRD）とはいくつかの単一筋線

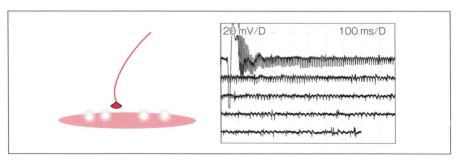

図 3-9 ミオトニー放電
・単一の筋活動電位からなります．
・発火頻度・振幅の漸増・漸減を特徴とします．
・ミオトニー症候群以外にも炎症性ミオパチーや代謝性ミオパチーでもみられることがあります．

表 3-9 myotonic discharge がみられる疾患

ミオトニーを伴う筋疾患	筋強直性ジストロフィー 先天性ミオトニア 先天性パラミオトニア
ミオトニーを伴わない筋疾患	高 K 性周期性四肢麻痺 炎症性ミオパチー 酸性マルターゼ欠損による糖原病 2 型の一部 高脂血症治療薬によるミオパチー　など
神経疾患	高度の末梢運動神経の軸索変性（まれ）

myotonic discharge の発生機序は？

　静止時の細胞膜の興奮性は K^+ の透過性（g_{K^+}）や Cl^- の透過性（g_{Cl^-}）で一定に保たれています（静止膜電位，Goldman-Hodgkin-Katz の式）．神経細胞では g_{Cl^-} は g_{K^+} よりはるかに小さく，静止膜電位は主に g_{K^+} に規定されます．一方，筋細胞では g_{Cl^-} は g_{K^+} よりはるかに大きく，骨格筋では g_{Cl^-}/g_{K^+} コンダクタンス比は 2 倍以上といわれます．このため筋膜の興奮性亢進は g_{Cl^-} の低下と g_{Na^+} の増加により起こります．前者が Cl^- チャネルミオトニーで，後者が Na^+ チャネルミオトニーです．いずれの場合も静止膜電位は脱分極側にシフトしていて myotonic discharge が発生します．また g_{Cl^-} には筋の T 管の K^+ も関与しています（図 3-10）．

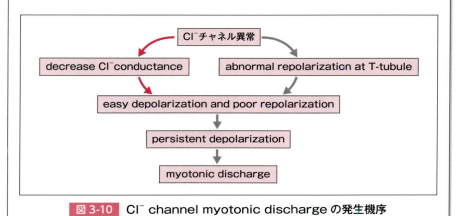

図 3-10　Cl^- channel myotonic discharge の発生機序

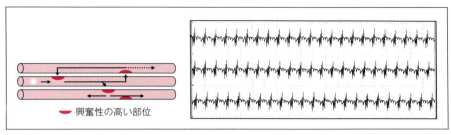

図 3-11 複合反復放電

- いくつかの筋活動電位が軸索を介さずに興奮したもの．
- ミオトニー放電に比較して振幅・周波数の漸増・漸減がありません．
- 筋炎などの興奮性が亢進した筋疾患，脱神経後の再生の過程などでみられます．

維が1つのグループとして，一定の間隔で規則正しく周期的に発火する自発活動のことです．CRD は突然始まり，短期間群化放電したのち突然消失するのが特徴で，振幅や発火頻度は漸増・漸減せず，この点がミオトニー放電とは大きく異なります．その機序は最初に自然発火した興奮性の高い筋線維（ペースメーカー）から発生した筋活動電位が，シナプスを介さずに直接隣接の筋線維を次々に興奮させ，活動電位を発生させる接触伝導 ephaptic transmission により CRD が発生します（図 3-11）．このためペースメーカーとなる筋線維の興奮性が低下すると CRD は突然に停止します．このように CRD は MUP とは異なり，神経筋接合部を介さない近接する筋線維活動電位の集合体といえます．CRD は疾患非特異的で，神経疾患および筋疾患のいずれでもみられますが，通常は慢性経過の疾患です．短い CRD はときに正常人の腸腰筋 iliopsoas や上腕二頭筋 biceps でもみられることがあります．

e．ミオキミー放電

ミオキミー放電 myokymic discharge は単一の運動単位電位が一定の規則性をもって反復放電したものです．個々の群は 2〜10 個のスパイクで，40〜60 Hz の発火頻度で繰り返し発火します（図 3-12）．この自発活動は随意収縮にあまり影響されず，発生部位はより筋に近い末梢軸索にあると考えられています．この myokymic discharge は臨床的に筋がゆっくりと波打つような不随意運動である

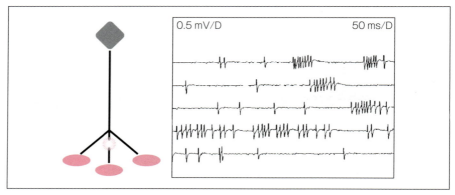

図 3-12 ミオキミー放電

- 運動単位の反復発火による電位.
- 顔面では発火頻度が高く，多くは脳幹内に病変があります（多発性硬化症，脳幹腫瘍，顔面神経麻痺，ギラン・バレー症候群 Guillain-Barré syndrome 〈GBS〉など）.
- 四肢ではよりゆっくり発火し，origin は神経終末に近い部位と考えられています（Isaacs 症候群，放射線性神経叢炎，ALS など）.
- 末梢神経の興奮性亢進の重要な徴候.

ミオキミアを伴うことがあります．疾患特異性はなく，機序としては末梢神経の興奮性亢進です．慢性圧迫性神経障害，運動ニューロン病などでみられます．MUP の異常は伴わずに myokymic discharge が特徴となる疾患に Isaacs 症候群，Morvan 症候群などがあり，K^+ チャネルの異常により神経軸索の興奮性亢進で起こると考えられています．

f．ニューロミオトニー放電

ニューロミオトニー放電 neuromyotonic discharge は非常にまれな自発活動で MUP が 150〜300 Hz と高頻度に反復発火したもので，徐々に振幅が漸減するのを特徴としています．この特徴が振幅・発火頻度が漸増・漸減する myotonic discharge とは異なる点です（図 3-13）．起源は myokymic discharge と同じように末梢軸索の興奮性亢進であり，臨床的には随意収縮で筋硬直が起こります（把握ミオトニー）が，筋の叩打ではミオトニーを認めずニューロミオトニーと呼ばれます．myokymic discharge と同様の疾患でみられます．

第3章 針筋電図

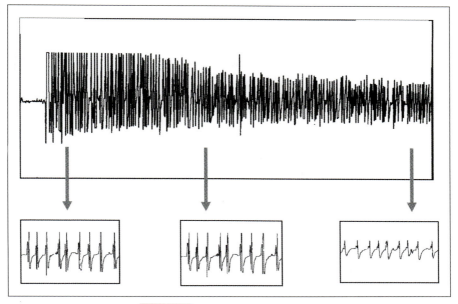

図 3-13 ニューロミオトニー放電

・起源は神経軸索由来で，筋線維由来のミオトニー放電とは異なります．
・定義上は150〜300 Hzで発火する反復放電で，ミオトニー放電に似ていますが，振幅や周波数の漸増・漸減ではなく漸減のみです．音はピーンという高音です．
(Arimura K, Sonoda Y, Watanabe O, et al.: Isaacs' syndrome as a potassium channelopathy of the nerve. Muscle Nerve Suppl 11: S55–S58, 2002 より)

自発電位の考え方

　自発電位は発生部位から考えると，筋線維由来と二次運動ニューロン由来に分けることができます（**表 3-10**）．筋線維由来では，個々の活動電位は筋線維活動電位であり，CRDを除いて持続時間の短い波形になります．一方，二次運動ニューロン由来の活動電位は運動単位電位であり，持続時間が長くなります．また，活動電位の発火の規則性から分けることもできます（**表 3-11，図 3-14**）．この規則性は音でもある程度識別できます．

表 3-10　発生部位

筋線維	insertional activity end-plate spike fibrillation potential myotonic discharge complex repetitive discharges
二次運動ニューロン （前角細胞～神経軸索）	fasciculation potential myokymic discharge neuromyotonic discharge

表 3-11　発火の規則性

規則的	fibrillation potential complex repetitive discharges neuromyotonic discharge（振幅変動）
規則的に変化（漸増・漸減）	myotonic discharge
半規則的	motor unit potential
不規則	end-plate spike fasciculation potential
バースト状放電	myokymic discharge

D 運動単位（活動）電位

　運動単位（活動）電位 motor unit (action) potential（MUP）とは1個の前角細胞が興奮して生じる筋活動電位を針電極で記録したもので，時間的に同期する筋活動電位の総和といえます（図 1-6〈p.10〉参照）．わが国で最も使用されている同芯針電極は通常26Gで外套の直径が0.45 mmです．その中に直径0.15 mmの芯線が挿入されています．面積は約0.075 mm^{2}になります（図 1-10〈p.14〉参照）．記録できる範囲は大まかに0.5 mm以内といわれ，運動単位はもっと拡がりをもっているので，その一部を記録していることになります．随意収縮をすると前角細胞が興奮しMUPが発生しますが，一定の力を維持しようとしても，その発火は半規則的 semi-rhythmicであり，さらに力を入れると発火頻度は増していきます．MUPの異常をみるときは，弱収縮での個々のMUPの波形分析，および次第に力を加えていった際のMUPの発火頻度と動員 recruitmentの

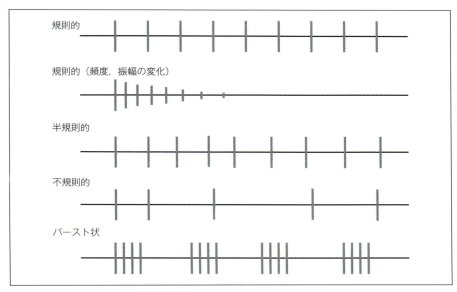

図 3-14 活動電位の発火の規則性

両方で検討します[12]．

● MUP の波形分析

MUP は振幅 amplitude，持続時間 duration，位相 phase，上昇時間 rise time，安定性 stability などを半定量的に分析します（図 3-15）．MUP の波形に影響する因子は，1）機械的要因（フィルター，感度など），2）生体側要因（筋線維径，年齢，筋の組成など）です．特に増幅器のフィルターの影響は大きく，MUP を記録する場合は，10 Hz～10 kHz の広い周波数帯域で記録することが重要です（図 1-13〈p.17〉参照）．必ず筋電図を行う前に，フィルターを確認しましょう．

a. 振　幅

筋活動電位は記録部位から離れると指数関数的に低下します[13]．このため振幅 amplitude に関与するスパイク成分は記録電極のごく近くの 1～2 本の筋線維活動に依存しています（図 3-16）．振幅に影響する因子はいくつかありますが，

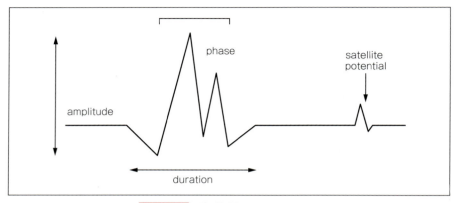

図 3-15 MUP 解析のパラメータ

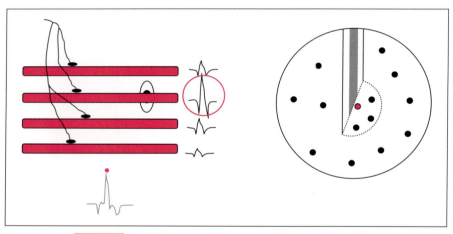

図 3-16 振幅に関与するのは記録電極に極めて近い筋線維

MUP のスパイク成分は芯 core に近い 2～12 の筋線維で発生しています．
特に振幅（最大のスパイク成分）は core に最も近い 1～2 本の筋線維で決まります．
一方，持続時間はより離れた記録可能な運動単位内にある筋線維の数で決まります．

コンピュータシミュレーションによると，特に重要なものは 1) 記録電極から発火している筋線維までの距離，2) 筋線維径，3) 記録電極芯 core から 0.5 mm 以内の線維数といわれています[14]．このように電極の位置が重要であるため，振幅だけでは MUP の異常を判断することは通常困難です．

b. 持続時間

　持続時間 duration は MUP の立ち上がりから基線に戻るまでの時間のことで，低周波成分により構成され，離れた部位の筋活動電位も組織で減衰しないため，振幅に比較してより広範囲な部位（約 2.5 mm）にある多くの同期する筋線維活動をみることができます（図 3-17）．このため持続時間は振幅よりも運動単位の変化をより適確にみることができます．

c. 位　相

　位相 phase は立ち上がりから基線に戻るまでの部分を 1 相とし，その後，基線を横切る数を加えたもので，実際には基線を横切る数に 1 を加えたものになります．MUP の位相は被検筋や年齢によって異なりますが，4 相以上の MUP は正常では 15% を超えることはありません．一方，基線を横切らずに折り返す相は turn と呼ばれます．

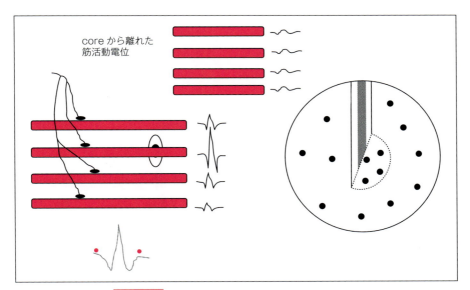

図 3-17　持続時間はより遠くの筋線維まで関与

MUP の持続時間はより遠くの筋線維まで関与し，MU の線維密度に関連します．これは低い周波数の電位は減衰が少ないためです．

d. 上昇時間

　上昇時間 rise time は大きなスパイクの陽性電位と陰性電位の時間差で表現されます．実際の検査中に rise time を測定することはありませんが，最も重要なことは記録したい運動単位に記録電極が近いかどうかの重要な指標になることです．一般に 500 us 以下，特に 200 us 以下なら運動単位電位が記録電極のすぐ近くにあるといえます．それを認識するのは鋭いピチピチとした音です．筋電図針を刺入するとまず鈍い音から始まり，徐々に進めると鋭い音に変わっていきます（図 3-1〈p.79〉参照）．そこが記録部位になるわけです．

e. 安定性

　安定性 stability は通常，連続して発火する MUP は記録電極が固定されていれば，その波形成分は一定です．しかし，例えば脱神経後の神経再支配が起こると，この波形成分が変化します．これは新しくできた軸索の伝導や神経終末の神経筋接合部の機能が安定しないためです（図 3-18）．このため，stability の有無は神経再支配 reinnervation の初期や神経筋接合部疾患では重要な指標となります．

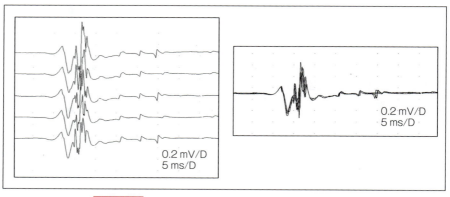

図 3-18 不安定運動単位電位（unstable MUP）

unstable MUP は MUP のスパイクが時間的に変動するために変化します（左）．
波形を重ね合わせると，MUP のスパイクが一致していないことが明らかになります（右）．

● MUP 波形の異常

正常の MUP は一般に三相性であり，持続 duration は 8〜12 ms で波形は安定しています．随意収縮の初期には 6〜8 Hz で発火し，次の MUP が動員されるにつれて発火頻度が増加します．神経筋疾患の筋電図診断では，MUP 波形の異常をまず評価し，さらに後で述べる recruitment の異常の両者を合わせて判断することが重要です．

a. long-duration MUP

duration が正常範囲を超えて長い MUP を long-duration MUP と呼びます．duration は同じ運動単位内で針電極が記録可能な範囲にある筋線維の数を反映しています．そのため long-duration は主に脱神経後に神経再支配が起こり，運動単位の筋線維密度が増加したときにみられます（図 3-19）．その他神経再支配

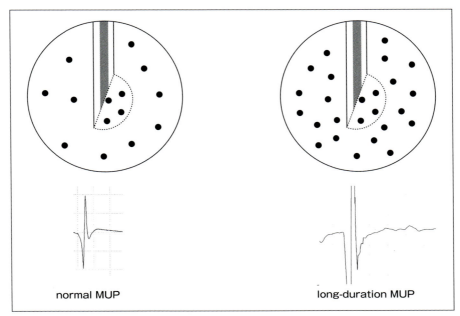

図 3-19 long-duration MUP
神経再支配が起こり 1 つの運動単位に属する線維数（線維密度）が増加すると持続時間が長くなる．

時に未熟な軸索が形成され，筋活動電位の発火がやや遅れる場合などです（図3-19）．まれに慢性進行性の筋疾患でみられることがあります．しかし一般には二次運動ニューロン疾患と筋疾患の鑑別に重要です．正常人の筋ごとの正常値がBuchthalらによって報告されています．正常人でも年齢によって異なることが知られています．3歳と75歳では，上腕二頭筋でそれぞれ7.3 msと12.8 ms，脛骨筋で9.2 msと12.8 ms，顔面筋で4.3 msと7.5 msとの報告もあります[16]．しかし，昔の筋電計と現在の筋電計の性能，設定は必ずしも同じではないため，1つの目安とすべきです．

high-amplitude MUP

　long-duration MUPがみられる神経再支配では，MUPがhigh-amplitudeになることがよくみられます．これは運動単位内の筋線維密度が増加するために，振幅に関与する記録電極近傍の筋線維の数も増加するためです．しかし，もし密度が多くないところであれば振幅は増加せず，durationのみが延長します（図3-20）．したがってamplitudeを指標とするよりもdurationを指標としたほうがより合理的ですが，実際はdurationの増加とhigh amplitudeは強い関連を認めます．一方，筋疾患でもhigh-amplitude MUPがみられることがあります．振幅は記録電極からの距離だけでなく，筋線維が発生する活動電位の大きさも影響します．大きな活動電位を発生させる要因は筋線維の肥大（hypertrophic fiber）です（図3-20）．筋疾患ではときにこのhypertrophic fiberがみられることがあります．ただミオパチーでみられるhigh-amplitude MUPはdurationが延長しません．

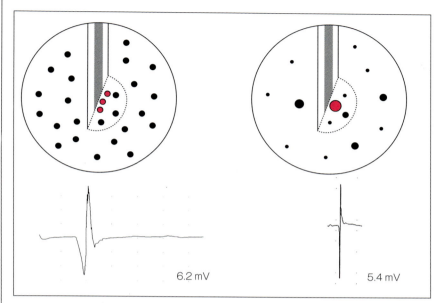

図 3-20 high-amplitude MUP（神経原性と筋原性）

神経原性 MUP では記録電極の core に近い領域で線維密度が増加すれば，振幅が高くなります（左）．しかし MUP 持続時間の方がより線維密度の増加に鋭敏です．ミオパチーで筋線維の大小不同が生じ，肥大した筋線維が core 近くに存在すれば，振幅は高くなります（右）．しかし MUP の持続時間は短くなります．

b. short-duration MUP

　MUP の持続時間が正常範囲を超えて短い MUP のことです．機序は long-duration と逆で，運動単位内の筋線維の数が減少した場合にみられます．また筋線維が萎縮した場合もみられます．short-duration MUP は通常 low-amplitude となります．このような状況はミオパチーのときで，診断に重要です（図 3-21）．しかし代謝性ミオパチーなど筋の炎症や萎縮があまりないミオパチーや症状の軽いミオパチーでは，正常の MUP を取る場合があります．この場合後で述べる recruitment の異常のほうがより鋭敏です．

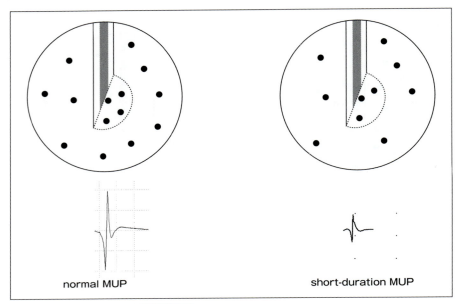

図 3-21 short-duration MUP

ミオパチーではある程度進行すると，筋線維の萎縮と脱落により，MUP 持続時間は短くなります（右）．

c. polyphasic MUP

　五相性以上の MUP を polyphasic MUP といいます．このように多相性になるのは同じ運動単位内の筋線維の発火が時間的に同期して起こらないことによります．特に神経再支配時に未熟な軸索が形成されているときによくみられます．また運動単位を超えて脱神経に陥った筋線維に側枝が伸びて再支配する場合（collateral sprouting）にもみられます．これらの場合，多くが long duration となります（図 3-22）．一方ミオパチーでは筋線維の大小不同が起こると，筋線維の伝播速度が異なるため同期性が失われ polyphasic MUP となります．この場合 duration は正常よりも短くなります（図 3-22）．

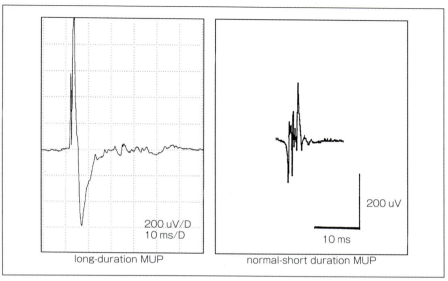

図 3-22 polyphasic MUP

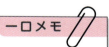

衛星電位 satellite potential（図 3-23）

　慢性に経過する軸索障害では，ときに主なスパイク成分から離れているものの，同期する波がみられることがあり，satellite or linked potential と呼ばれます．長い collateral sprouting や新生の軸索の伝導が遅いことによります．慢性経過の軸索障害でみられる所見です．

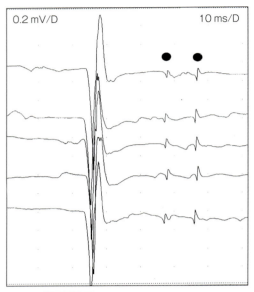

図 3-23 satellite potential

神経再支配から時間が経過した MU では，主 MUP から少し離れて小さな電位がみられることがあります．これを satellite potential といいます．

d. unstable MUP または varying MUP

　MUP のスパイク成分を構成するいくつかの筋活動電位の発生が不安定で，MUP 波形が発火ごとに変化する場合をいいます．典型的には重症筋無力症や筋無力症候群などの神経筋伝達障害の場合にみられます．一方，先に述べたように神経再支配を受けた筋線維でも初期には新生軸索の伝導や神経終末の伝達の不安定さから，波形が変化します（図 3-24）．初期の神経再支配 early reinnervation や神経筋接合部疾患の診断には重要です．

● MUP の発火様式（動員）

　MUP は一定の弱収縮では 10% 程度の変動で半規則的 semi-rhythmic な発火をします（図 3-14〈p.97〉, 25）．MUP は前角細胞が支配する筋が発生する筋活

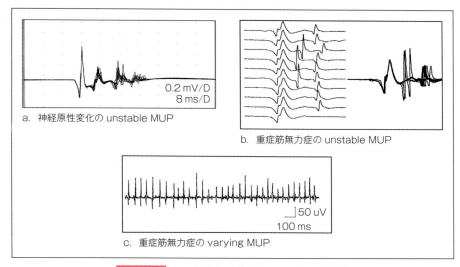

図 3-24 unstable MUP, varying MUP

b：同芯針電極を用いて記録したゆらぎ jitter です（第4章参照）.
c：振幅の変動がみられます.

動電位の総和であり，MUP の発火頻度は結局，前角細胞の発火（興奮）頻度といえます．この前角細胞の興奮を支配するのは中枢の一次運動ニューロンからの出力に影響されますので，脳や脊髄などからの出力の変化により発火頻度は変化します．前角細胞の出力の変化は 1) MUP の数の変化，2) MUP の発火頻度の変化の 2 つの要素でみることができます．

　力の入れ始めには 1～2 個の運動単位（前角細胞）は 5～8 Hz で発火を開始し，さらに力を増すと 20～40 Hz まで発火頻度が増加すると報告されています[17]．この発火頻度の増加は中枢からの出力に依存し，脳の病変などで中枢からの出力が異常に低下すると発火頻度は増加しません（poor activation）．一方，正常では発火頻度の増加とともに新たな MUP が次々と発火し始めます（動員 recruitment）．しかし前角細胞の病変では新たな MUP の参加はみられずに個々の MUP の発火頻度が増加していきます．

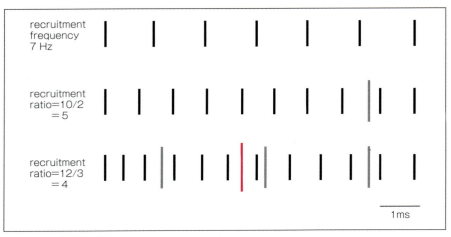

図 3-25　recruitment frequency と recruitment ratio

a. recruitment の半定量化

　recruitment は単一の MU の発火頻度（動員周波数 recruitment frequency）と次々に参加する MU の数と発火頻度の比（recruitment ratio）の2つの要素があります．

・**recruitment frequency**：四肢では運動単位は次の運動単位が加わる前に 7〜10 Hz まで発火頻度は増加します[18]（図 3-25）．
・**recruitment ratio**：個々の MUP の発火頻度は，参加する MU の数で変化します．この比は通常5以下とされています．すなわち MUP が2つ発火するようになると，発火頻度は10以下に，3つ発火すると15以下になることが知られています（図 3-25）．

　正常（normal recruitment）では，発火頻度に応じて適切な MU が参加しています（recruitment ratio が5以下）．さらに随意収縮を強めて最大収縮では基線が見えなくなる full interference がみられます．

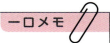

簡便な MUP 発火頻度のみかた（図 3-26）

　筋電計の掃引速度を例えば 10 ms/div，計 100 ms に設定し，ラスターモードにして同一の MUP の recruitment を観察すると，もし縦に一直線に並べば，その MUP は 10 Hz で発火していることになります．右へシフトすれば 10 Hz 以下，左へシフトすれば 10 Hz 以上となります．10 Hz 以下で別の MUP が参加すれば recruitment ratio は 5 以下になり正常または筋原性といえます．

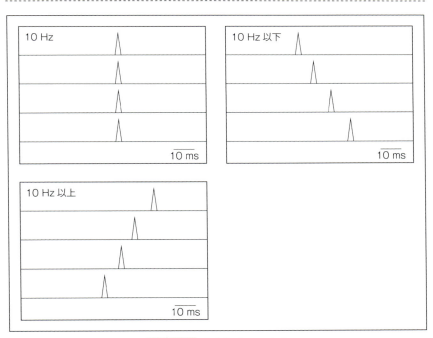

図 3-26 発火頻度のみかた

掃引時間 sweep を 100 ms に設定すると，raster mode では，10 Hz ならほぼ同じところに並びます．

e. recruitment の異常（図 3-27, 28）

　spontaneous activity，MUP の変化とともに重要なパラメーターが recruitment の異常です．特に 1) 一次運動ニューロンの異常，2) 二次運動ニューロン障害のごく初期，3) 軽度のミオパチーなど MUP 波形の異常がみられないときは，recruitment の異常が部位診断の手がかりとなります．recruitment の異常は次のように分類されます．

- **reduced recruitment**：最初の MU の発火頻度が，次の MU が参加するまでに 10 Hz を大きく超えるような場合（recruitment ratio が 5 を超える）をいいます．ALS のような運動ニューロン疾患や末梢神経疾患で軸索障害や伝導ブロックがあるときにみられます．ごくまれには筋線維がほとんど消失している重症な末期の筋疾患でもみられることがあります．

- **rapid recruitment**：筋力に比較して予想されるより多くの MU が参加することで，筋疾患で特徴的にみられます．この場合，前角細胞の機能は正常ですから recruitment ratio は正常です．しかし個々の萎縮した筋線維の張力が低下していますので，同じ筋力を発揮するには正常よりもより多くの MU が参

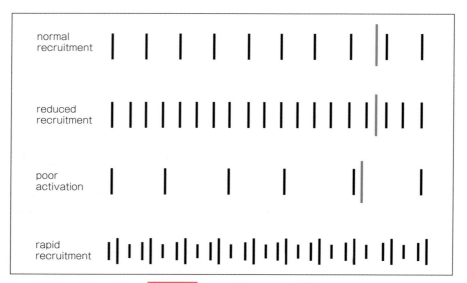

図 3-27　recruitment の異常

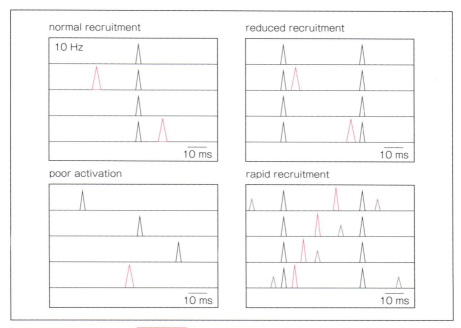

図 3-28　recruitment のシェーマ

加する必要があります．この所見は筋疾患の電気生理診断には極めて重要です．
- **poor activation**：正常の recruitment pattern を取りながら，次の力を入れてもなかなか十分な MU 数が動員されない（十分な干渉波形にならない）状況をいいます．被検筋に痛みがあり力を入れにくいとき，中枢疾患で中枢からの出力が得られないときにみられますが，正常でも大腿四頭筋や下腿三頭筋などの筋力が非常に大きな筋や，認知症などで協力が得られないときなどにもみられます．この所見を二次運動ニューロンの異常と間違ってはいけません．MUP 波形は正常であることが鑑別に重要です．

5　針筋電図の異常での大まかな部位診断

筋電図所見から大まかに 1）二次運動ニューロン障害（神経原性），2）神経筋接合部障害，3）筋障害（筋原性）に分けることが一般的です．神経原性異常では，

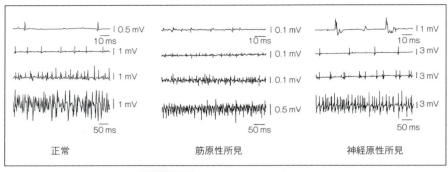

図 3-29 recruitment の変化

reduced recruitment, long-duration, polyphasic, high-amplitude MUP がみられます．筋原性異常では rapid recruitment, short-duration, polyphasic, low-amplitude MUP がみられます．神経筋接合部疾患では，unstable MUP が最も重要で，通常は recruitment, MUP duration, amplitude は正常です（図 3-29）．

⑥ 中枢性異常の筋電図

　中枢性疾患による筋力低下では，MUP 波形に異常はみられませんが，MUP の発火様式の不規則性の増加と poor activation が起こります．同様の異常は針電極刺入による痛みで力を入れることができない場合にも起こるため，臨床所見との対比が重要です．その他中枢性疾患でみられ，末梢性障害と鑑別を要する筋電図所見には以下のようなものがあります．

Ⓐ 振　戦

　振戦 tremor はいくつかの MUP がグループとして比較的規則的に発火（群化放電）してみられます（図 3-30）．臨床的に振戦を伴うことが多いのですが，視認できない振戦でも筋電図で捉えることがあるので注意を要します．また，ときに polyphasic MUP との鑑別上も重要です．

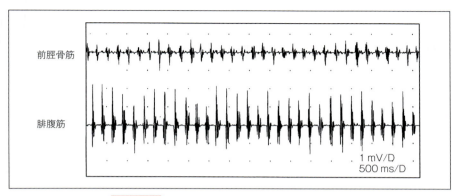

図 3-30 grouping discharge (tremor)

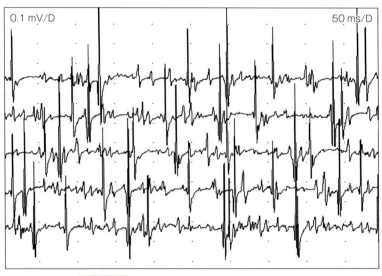

図 3-31 cramp, spasticity, dystonia
Stiff-person 症候群における MUP の持続放電.

B 痙縮，ジストニアなど

　これらの不随意運動では筋トーヌスが亢進した筋で多数の MUP の持続放電が認められます．MUP 波形は正常ですが，随意収縮のコントロールは困難で recruitment を変化させることはできません（図 3-31）．

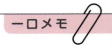

筋電図ガイド下ボツリヌス療法

　ボツリヌス療法は痙性斜頸（頸部ジストニア）や痙縮の治療として，ボツリヌス神経毒素 botulinum neurotoxin（BoNT）を痙縮のある筋に筋注して治療します．BoNT の作用機序は神経終末からのアセチルコリン放出に関連するタンパクに作用し，アセチルコリンの放出を阻害し化学的脱神経を起こすことです．このボツリヌス療法は的確にジストニアや痙縮を起こしている筋を同定し治療することが重要です．この目的で筋電図や筋超音波がガイドとして用いられます．ジストニアや痙縮は不随意かつ持続的に MUP がみられ，また focusing で針先が確実に標的とする筋内にあることを確認できます．筋電図が可能でかつ注射可能な針電極を用いることで容易に，かつ効果的に治療ができます．（図 3-32）

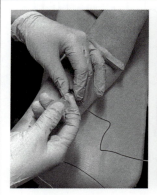 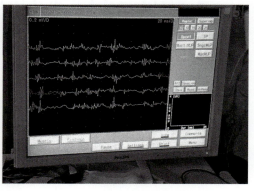

図 3-32　筋電図ガイド下ボツリヌス療法

⑦ 経過を加味した，もう少し詳しい部位診断

Ⓐ 二次運動ニューロン軸索障害の筋電図所見（図 3-33, 34）

　二次運動ニューロンの軸索が障害されると筋電図ではさまざまな異常がみられます．しかしその変化は 1）障害の程度，2）障害部位，3）発症からの時間経過により異なります．全体としては reduced recruitment がみられます．

● 軸索障害急性期（脱神経期）

　急性に単一の障害が二次運動ニューロン軸索に起こった場合，まず MUP の数の減少が起こります（reduced recruitment）．これは前角細胞からのインパルスが筋に到達できなくなるからです．しかし出現している MUP の波形は正常で，中枢性筋力低下との鑑別は筋電図だけでは困難です．さらに時間が経過して，障害部位にもよりますが 1～2 週間過ぎると fibrillation potential が出現してきます．従来いわれてきた脱神経電位 denervation potential で，MUP が正常で fibrillation potential がみられれば，比較的最近に運動神経軸索に障害が起こった証拠となります．

● 神経再支配の初期

　障害が単相性であれば，3～4 週間すると，神経再支配が起こり始め polyphasic MUP が出現してきます．またこの polyphasic MUP は新生軸索の不安定な伝導などにより波形が不安定となり unstable MUP です．MUP の duration は増加し始めます．この時期ではまだ脱神経の所見も併存しており，fibrillation potential もみられます．MUP の recruitment は減少しており，残存する MUP の発火頻度は増加します．

● 神経再支配の成熟期

　神経再支配が完成されてくると，polyphasic でかつ long-duration, high-amplitude MUP となり，また MUP 波形は安定してきます．神経再支配を受けていない筋は fibrillation potential を発生しますが，その数は徐々に減少してい

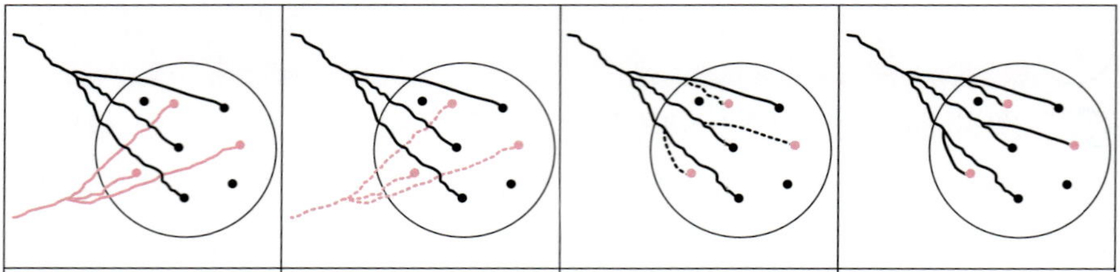

第Ⅰ部 神経伝導検査・筋電図を実践しよう

正常	急性脱神経 acute denervation	神経再支配初期 subacute denervation & early reinnervation	神経再支配完成期 chronic reinnervation
筋電図所見	fibrillation potential normal MUP reduced recruitment recruitment frequency↑	fibrillation potential long-duration, unstable, polyphasic, MUP reduced recruitment	long-duration, high-amplitude, stable, polyphasic MUP reduced recruitment

図 3-33 神経原性変化の経時的推移

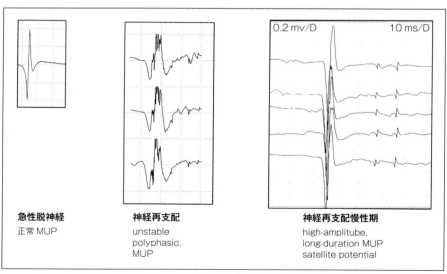

図 3-34 MUP の神経原性変化の経時的推移（実際の波形）

き，年の単位で消失します．しかし MUP の recruitment は減少しており，残存する MUP の発火頻度は増加します．

このように fibrillation potential，MUP 波形，recruitment を総合的に判断することで，現在の神経障害の状態をある程度予測することが可能ですし，経過とともに何回か筋電図検査を行うことで，ある程度予後の予測も可能です．

進行性運動ニューロン疾患（ALS など）

ALS などのような進行性の疾患では，脱神経と神経再支配が常に混在して起こっており，このため fibrillation potential と MUP 波形異常が常にみられ，さらに進行に伴って MUP の数が減少していきます．また ALS では脱神経に至る前に前角細胞の異常興奮（興奮死）が起こるため，fasciculation potential がみられることも特徴です．新しい ALS 診断基準（Awaji criteria）では，電気生理所見として fasciculation potential の重要性が強調されています．

B 筋疾患（ミオパチー）の筋電図所見（図 3-35, 36）

ミオパチーでは二次運動ニューロンは正常ですが，筋線維に炎症，変性などが起こります．ミオパチーの筋電図所見で最も重要なのは軽度の筋収縮でより多数の MUP が動員される rapid recruitment です．軽症のミオパチーや代謝性ミオパチーなどでは，MUP の波形異常は見られず，rapid recruitment のみが所見となることがあります．典型的な MUP の変化としては，筋の大小不同により normal または short-duration polyphasic MUP が出現します．変性・萎縮が進むと short-duration MUP がみられます．さらに高度になると運動単位の減少（筋線維の消失）がみられます．二次運動ニューロン疾患とは MUP 波形の異常が異なります．

炎症性ミオパチーや変性の強い筋ジストロフィー症などでは，壊死，変性などで筋の脱分極が起こり fibrillation potential がみられることがあります．

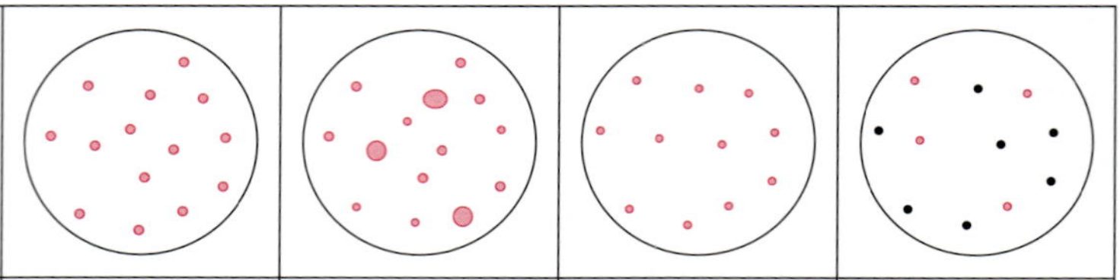

	筋張力の低下 （代謝性、内分泌性）	筋線維 大小不同	筋線維萎縮 筋線維脱落	筋線維変性 高度筋線維脱落
MUP	normal	short-duration polyphasic （high-amplitude）	short-duration low-amplitude	short-duration low-amplitude
recruitment	rapid	rapid	rapid	reduced

図 3-35 ミオパチーの病態と MUP 波形

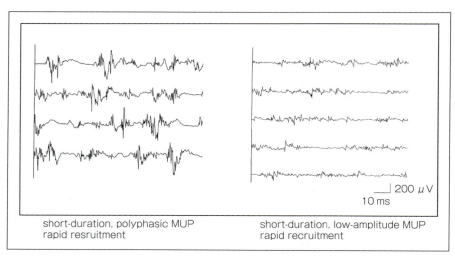

short-duration, polyphasic MUP
rapid resruitment

short-duration, low-amplitude MUP
rapid recruitment

図 3-36 ミオパチーの筋電図所見

C 神経筋接合部疾患

重症筋無力症や Lambert-Eaton 筋無力症候群（LEMS）のような神経筋接合部疾患では，MUP 波形の変動が特徴的です（varying MUP）．通常は同じ MUP の振幅の変動としてみられますが，掃引時間を短くし MUP の個々のスパイク成

分を観察すると変化することがわかります（図 3-24 参照）．これは単線維筋電図 single fiber EMG（SFEMG）における jitter, blocking をみていることと同じです．これまで神経筋伝達異常の指標である jitter, blocking は SFEMG 専用の筋電図針で測定されていたのですが，高価で使い捨てには適していませんでした．しかし最近は感染予防などの観点から，径の細い（30 G）同芯筋電図針を用いて，帯域フィルターの設定を 1 kHz〜10 kHz にして，MUP のピーク成分，すなわち電極に極めて近い 1〜2 本の筋活動電位の jitter, blocking を測定することが主流になりました．これを concentric jitter measurement といいます．詳細は 5 章「その他の電気生理検査」（p.140）を参照して下さい．

8 針筋電図の報告書の書き方

　針筋電図検査の報告書は筋電図の各パラメーターについて，筋ごとに記載します．ルーチンの筋電図は 1）刺入時活動，2）自発活動，3）MUP 波形，4）MUP の recruitment を記載していきます（図 3-37）．

A 刺入時活動
　正常，延長，短縮について記載します．

B 自発活動
　fibrillation potential, fasciculation potential の有無とその他自発活動があれば記載します．fibrillation potential は重要であり，その有無のみでもよいのですが，多くの施設ではより定性的な記載をします．fasciculation potential についても，その有無と量を大まかに記載する施設があります．

Neuromuscular Electrodiagnostic Study Report

作成日：

ID		カナ氏名		年齢		身長		体重	
性別	Male	氏名		生年月日		入院外来			
診療科		担当医		検査者		検査日			

Motor Nerve Conduction Study

Site	Lat. (ms)	Dur. (ms)	Amp. (mV)	Area (mVms)	Segment	Dist (mm)	Interval (ms)	NCV (m/s)	%Amp (%)	%Area (%)	%Dur (%)	Temp.
Median,Right												
Wrist	4.0	4.6	0.5	1.1	Wrist-Elbow	22.6	4.3	52.3	13.0	7.6	−5.2	32.8
Elbow	8.3	4.9	0.5	1.0								

Sensory Nerve Conduction Study

Site	Lat.1 (ms)	Dur.2 (ms)	Amp. (mV)	Area (mVms)	Segment	Dist (mm)	Interval (ms)	NCV (m/s)	Temp.
Median,Right									
Palm	1.5	2.6	90.0	46.5	Palm	70	1.5	46.4	
Digit	2.9	4.0	7.2	3.9	Digit	140	2.9	48.3	
					Palm-Digit	70	1.4	50.4	

Needle EMG

Muscle	Spontaneous Activity						Voluntary MUPs						Max Contraction		Comment
	IA	Fibs	SA 1	SA 2	SA 3	SA 4	Dur	Amp	Poly	Config	Recruit	Activ	IP	Effort	
1st Dorsal Inter,Loft	Incr	+1					L2	H3	1+		reduced		−2		
1st Dorsal Inter,Right	Incr	+1	FSP				L1	H2	±		N		−1		
Biceps Braohii,Right	Incr	+1	FSP				L2	H3	1+	Unstable	N		−1	Good	
Tibialis Anterior,Right	Incr	+1	FSP (±)				L2	H2	1+		N		N		
Paraspinal,Th10,Right	N	+1													

Remarks

神経伝導検査：
正中神経の CMAP 振幅の低下を認めます.

針筋電図：
3 肢以上の筋で、安静時に fibrillation potential を認め，右上下肢にて fasciculation potential（FSP）を認めます.
また，弱収縮時 long duration,high amplitube の MUP を認め，右上腕二頭筋では unstable MUP を認めます.
以上の所見から，電気生理学的に ALS に compatible と考えられます.

Signature:

Okatsu Neurology＆Rehabilitation Hospital
Tel:
Fax:

この結果を，学会あるいは論文発表される場合は，必ず事前に御連絡頂きますようお願いします.

図 3-37　筋電図報告書（例）

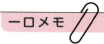

> **fibrillation potential の定性的記載について**
>
> 　施設によって異なります．例えば10ヵ所の刺入で何ヵ所に認められたかを，数字で記載する方法（3+，8+ など）や，発現の程度を大まかに4段階に分けて記載するなどの方法です．
>
> （例）1つの例です．
> 　1+：1ヵ所以上で fib/p-wave が認められる
> 　2+：3ヵ所以上で fib/p-wave が認められる
> 　3+：すべての箇所で fib/p-wave が認められるが，基線ははっきりわかる
> 　4+：すべての箇所で fib/p-wave を認め，基線がわからないほど多量
> 　この例は漠然と fib の量を記載しているものです．このため，施設ごとに grading の意味をあらかじめ決めておく必要があります．
> fib：fibrillation potential，p-wave：positive sharp wave

C MUP 波形の記載

　一般的には MUP の duration, amplitude, polyphasic, stability について記載します．

　duration については，先に述べたように年齢，被検筋で正常値は異なりますので，各施設で正常値をもつ必要がありますが，現実的ではありません．通常は明らかな long-duration MUP があるか否かを判定しています．最近の筋電計の中には MUP の定量化プログラムが入っている場合がありますので，参考にするとよいでしょう．

D MUP recruitment

　recruitment は normal, reduced, rapid，および poor activation について記載します．先に述べた recruitment ratio などを参考にするとよいでしょう．rapid recruitment の有無については，正常人で実際の筋力と recruitment の動態を知ることが重要です．

ここからはじめるポイント

・針筋電図検査は神経学的診察の補助手段である
・針筋電図検査は侵襲的な検査であるため，検査前の患者への検査の必要性，方法の説明に加え，感染予防と疼痛の緩和に努める
・針筋電図では安静時放電と随意収縮によるMUPの変化を観察する
・筋電図所見から大きく①二次運動ニューロン障害，②神経筋接合部傷害，③筋障害に分けるのが一般的である

●文献

1) Henneman E, Somjen G, Carpenter DO:Functional significance of cell size in spinal motoneurons. J Neurophysiol 28: 560-580, 1965.
2) Dumitru D, Santa Maria DL: Positive sharp wave origin: evidence supporting the electrode initiation hypothesis. Muscle Nerve 36: 349-356, 2007.
3) Kraft GH: Are fibrillation potentials and positive sharp waves the same? No. Muscle Nerve 19: 216-220, 1996.
4) Pond A, Marcante A, Zanato R, et al.: History, Mechanisms and Clinical Value of Fibrillation Analyses in Muscle Denervation and Reinnervation by Singele Fiber Electromyography and Dynamic Echomyography. Eur J Trans Myol 24:3297, 2014.
5) 野寺裕之，和泉唯信，梶龍兒：新しいALSの診断基（Awaji基準）．BRAIN and NERVE－神経研究の進歩 59: 1023-1029, 2007.
6) Layzer RB: The origin of muscle fasciculations and cramps. Muscle Nerve 17: 1243-1249, 1994.
7) 木田耕太，清水俊夫：筋萎縮性側索硬化症におけるfasciculation potential：その特徴と臨床症状・生命予後との関連．臨床神経 54: 1083-1085, 2014.
8) 園生雅弘，馬場正之：神経筋電気診断の実際．星和書店，2004.
9) Trontelj J, Stålberg E: Bizarre repetitive discharges recorded with single fibre EMG. J Neurol Neurosurg Psychiatry 46: 310-316, 1983.
10) Gutmann L, Libell D, Gutmann L: When is myokymia neuromyotonia? Muscle Nerve 24: 151–153, 2001.
11) Arimura K, Sonoda Y, Watanabe O, et al.: Isaacs' syndrome as a potassium channelopathy of the nerve. Muscle Nerve Suppl 11: S55–S58, 2002.
12) Daube JR, Rubin DI: Needle electromyography. Muscle Nerve 39: 244-270, 2009.
13) Gath I, Stålberg E: The calculated radial decline of the extracellular action potential compared with in situ measurements in the human brachial biceps. Electroencephalogr Clin Neurophysiol 44: 547-552, 1978.
14) Nandedkar SD, Sanders DB, Stålberg E, et al.: Simulation of concentric needle EMG motor unit action potentials. Muscle Nerve 11: 151-159, 1988.
15) 赤星和人：針筋電図における運動単位活動電位（MUAP）の生理と臨床．リハビリテーション医学 36: 669-677, 1999.
16) Buchthal F, Kamieniecka Z: The diagnostic yield of quantified electromyography and quantified muscle biopsy in neuromuscular disorders. Muscle Nerve 5: 265-280, 1982.

17) Conwit RA, Tracy B, Cowl A, et al.: Firing rate analysis using decomposition-enhanced spike triggered averaging in the quadriceps femoris. Muscle Nerve 21: 1338-1340, 1998.
18) Gunreben G, Schulte-Mattler W: Evaluation of motor unit firing rates by standard concentric needle electromyography. Electromyogr Clin Neurophysiol 32: 103-111, 1992.

● **参考図書・文献**

針筋電図を行う際に参考となる解剖の教科書
1) A. O, ペロット（著），柏森良二（訳）：筋電図のための解剖ガイド．四肢・体幹 第3版．西村書店，1997．
2) 園生雅弘：MMT・針筋電図ガイドブック．中外医学社，東京，2018．

針筋電図の教科書
1) Kimura J: Electrodiagnosis in Diseases of Nerve and Muscle : Principles and Practice. 3rd edition, Oxford University Press, 2001.
2) 木村　淳，幸原伸夫：神経伝導検査と筋電図を学ぶために．第2版．医学書院，2010．
3) 関口兼司，幸原伸夫：症例から考える針筋電図 神経筋疾患の診断にどう活用するか．診断治療社，2017．
4) Rubin DI, Daube JR（eds）: Clinical Neurophysiology. Fourth Edition. Oxford University Press, 2016.

第4章 神経筋接合部検査

1 検査の基礎と注意点

A 神経筋接合部機能の評価方法

　大脳運動野にある一次運動ニューロンからの活動電位は，脊髄前角にある二次運動ニューロンを興奮させます．二次運動ニューロンの軸索である末梢神経の活動電位が，最終的に筋肉を収縮させるためには，1）神経活動電位の伝導，2）神経終末からのアセチルコリン acetylcholine（ACh）の放出，3）後シナプス膜上での筋活動電位の発生，4）興奮収縮連関を介した筋張力の発生などの過程があります．電気生理検査においては，1）は神経伝導検査で，2）は神経筋接合部検査で，3）は筋電図で評価しています．4）は一般的なルーチンの検査では評価できません（図4-1）．

　神経筋接合部 neuromuscular junction（NMJ）伝達機能を評価する検査には反復神経刺激検査 repetitive nerve stimulation（RNS）と単線維筋電図検査 single fiber electromyography（SFEMG）があります．NMJが障害される重症筋無力症 myasthenia gravis（MG），Lambert-Eaton筋無力症候群 Lambert-Eaton myasthenic syndrome（LEMS）などの診断には欠かせません．

B 神経筋接合部の構造と生理

　運動ポイント motor point で筋肉を貫いた末梢神経分枝の神経終末は，筋線維との間にそれぞれNMJを形成します．神経終末末端部には，NMJの神経伝達物質であるAChを含むシナプス小胞が大量に存在します（図4-2）．

　NMJでは，平常状態でも少量のAChが分泌されており，シナプス後膜上のACh受容体 ACh receptor（AChR）に結合しています．その結果，Na^+，K^+といった陽イオンが筋肉細胞内へ流入し，微小終板電位 miniature end-plate

第 4 章　神経筋接合部検査

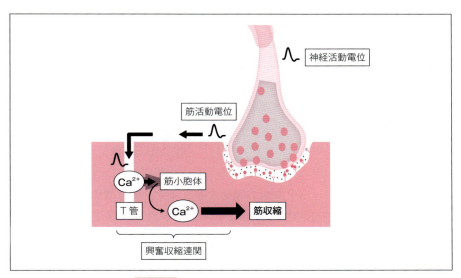

図 4-1　神経活動電位から筋収縮まで

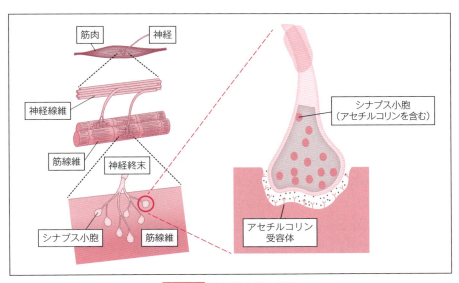

図 4-2　神経終末部の構造

potential（MEPP）が生じます．運動神経への刺激で MEPP が同期して発生した場合，その総和として終板電位 end-plate potential（EPP）が生じます（**図 4-3**）．終板電位は，針筋電図検査上終板雑音 end-plate noise や終板棘波 end-plate spike として観察されます．

末梢神経を伝導してきた神経活動電位が神経終末部に到達すると，シナプス前膜の P/Q 型電位依存性 Ca^{2+} チャネル voltage-gated calcium channel（VGCC）が開口し，神経終末部内に Ca^{2+} が流入します．細胞内 Ca^{2+} 濃度上昇がトリガーとなり，シナプス小胞がシナプス前膜と融合し，小胞内の ACh がシナプス間隙に大量に放出されます．EPP が発火閾値を超えると，筋線維活動電位 muscle fiber action potential（MFAP）が生じます．生理的な状況でも EPP の大きさは常に変動しており，閾値を超えるタイミングにより，MFAP 発火までの時間には，ばらつきがあります．この MFAP 発火の時間的ゆらぎをジッター jitter と呼びます．EPP が MFAP 発火の閾値を超えなければ，MFAP は発生せず（全か無の法則），blocking と呼びます（**図 4-4**）．

C 神経反復刺激検査の原理

神経終末部のシナプス小胞は，3 つのカテゴリーに分けられます．まずは 1) 即座に放出・利用可能な小胞，そして 2) は 1) が減少したときに動員・補充される小胞，さらに 3) より近位の神経内に貯蔵されている小胞です．シナプス小胞 1 個には約 5,000〜10,000 個の ACh が含まれています（**図 4-5**）．RNS はこのシナプス小胞のコンパートメントの機能や動きを調べる検査です．

ここで，連続刺激の単純なモデルとして，二重刺激について考えてみます．刺激頻度 10 Hz 以上では，神経終末部に流入する Ca^{2+} 蓄積による促通 facilitation が生じ，放出される ACh 量が増加するため，EPP は増大します．刺激頻度が 3 Hz 以下の状態では，促通が生じない一方で，即時に利用可能な ACh が不足する状況が生じます．このとき，2 発目の EPP は低下します（**図 4-6**）．3 Hz 連続刺激時は，刺激後 4〜5 発目までは「即座に利用可能な ACh」が減少し，EPP は低下していきますが，それ以降は，より上位からの ACh 動員が生じるため，EPP は回復していきます（**図 4-7**）．

第4章　神経筋接合部検査

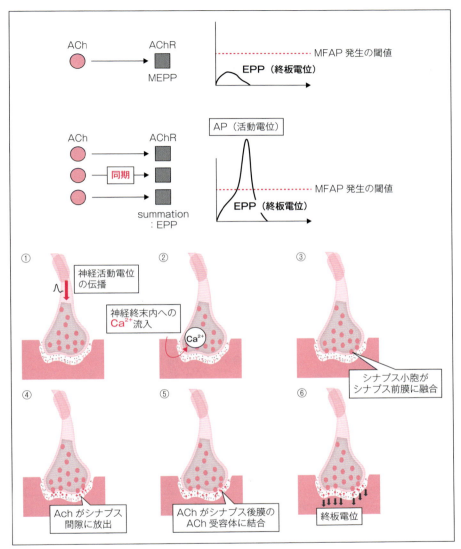

図 4-3　MEPP と EPP

MEPP：miniature end-plate potential, EPP：end-plate potential, MFAP：muscle fiber action potential

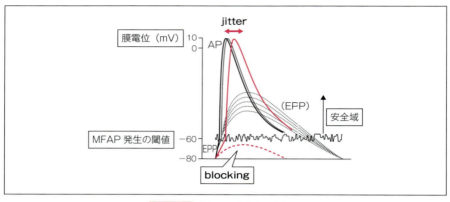

図 4-4 jitter と blocking

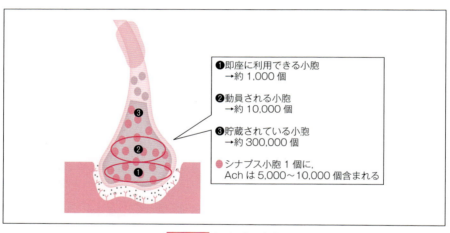

図 4-5 シナプス小胞

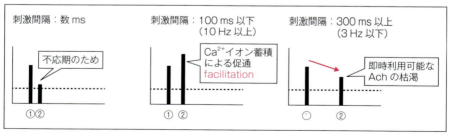

図 4-6 二重刺激時の EPP

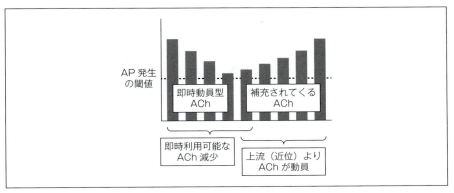

図 4-7　3 Hz 連続刺激時の EPP

　正常では，連続刺激に伴う EPP 低下が生じても，"まだ十分に閾値を超えている"ので，毎回，MFAP が生じます．そのため，CMAP 振幅は低下しません．一方，EPP が病的に低下している場合，4〜5 発目以降に "閾値を超えない状況"が生じます．閾値を超えなければ，MFAP は生じず，結果として CMAP 振幅が低下します（図 4-8）．連続刺激時に CMAP 振幅が低下していく現象を漸減現象 waning phenomenon（漸減応答 decremental response）と呼びます．3 Hz 刺激の 4〜5 発目は，"即座に利用可能な ACh が枯渇し，上位からの ACh 補充が間に合わないタイミング"であり，waning の検出に最も適しています．

D 重症筋無力症と Lambert-Eaton 筋無力症候群（LEMS）

　MG は後シナプス疾患の代表で，AChR に対する自己抗体（抗 AChR 抗体など）による自己免疫性疾患です．MG では抗 AChR 抗体のため，EPP が低下しています．3 Hz RNS 時は，さらに EPP は低下し，MFAP を生じない筋線維が増加していきます．MG の waning は，4〜5 発目が最も低下（即座に利用可能な ACh が枯渇）し，その後若干改善〜横ばいとなります（より上位から ACh 補充される）．この U あるいは J-shape 型の waning は MG に特徴的なパターンです（図 4-9）．

　LEMS は，抗 P/Q 型 VGCC 抗体による ACh 放出障害が原因です．肺小細胞

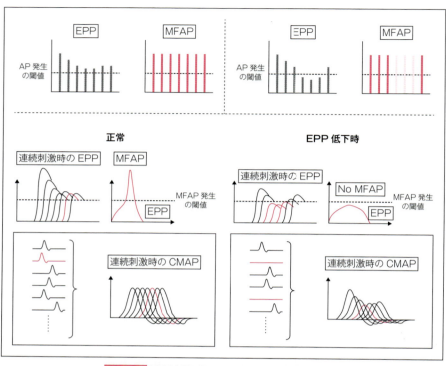

図4-8 連続刺激時のEPPとMFAPの関係

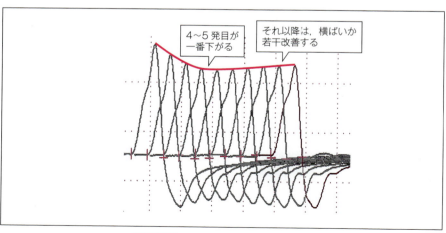

図4-9 重症筋無力症のwaning

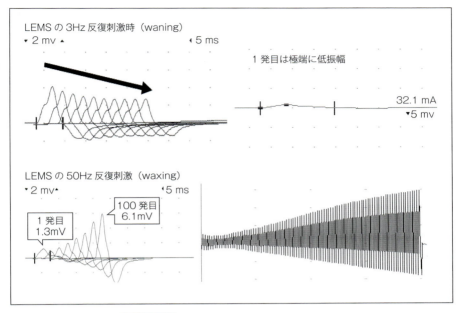

表 4-10 LEMS の waning と waxing

　癌を認めることが多く，傍腫瘍性神経症候群と考えられています．LEMS では ACh 放出率が低下しており，元々 EPP が極端に低下しています．そのため CMAP 振幅は極端に低下します．3 Hz RNS 時，EPP はさらに低下していくため，MG 同様に waning を認めます．LEMS で認める waning は U-shape ではなく，右肩下がりの波形になることが多いです．20～50 Hz の高頻度刺激では facilitation が生じ，振幅が増大していきます．これを漸増現象 waxing phenomenon（漸増応答 incrementing response）と呼びます．waxing は"極端に低下した振幅が，正常振幅に近づく"現象です（図 4-10）．

② 検査の手技

Ⓐ 実際の方法

　基本的には NCS と同様に行います．belly-tendon 法に従い，"最適な場所で必

要最小限の最大上刺激を行う"ことが不可欠です．小指外転筋（尺骨神経），僧帽筋（副神経），三角筋（腋窩神経），眼輪筋・鼻筋・前頭筋（顔面神経）などで検査します（図 4-11）．通常，3 Hz 刺激で 2 回測定します．

waning を認めた場合，10〜20 秒最大随意収縮をさせてみます．思いきり力を入れると，脊髄前角細胞は 20 Hz 以上で発火します（図 4-12）．これは高頻度刺激と同様の意味で，促通 facilitation が生じ，一時的に waning が改善します．これを"post-exercise facilitation"と呼びます．その後，経時的に 3 Hz RNS を繰り返すと，徐々に waning は悪化していきます．最大随意収縮負荷後 1〜2 分後くらいに，減衰率は最も悪化します．この現象を"post-exercise exhaustion"と呼びます（図 4-13）．

MG では，眼瞼下垂や近位筋筋力低下を認めますので，顔面神経刺激や副神経刺激で高頻度に waning を認める一方，尺骨神経刺激では waning 陽性率が低下

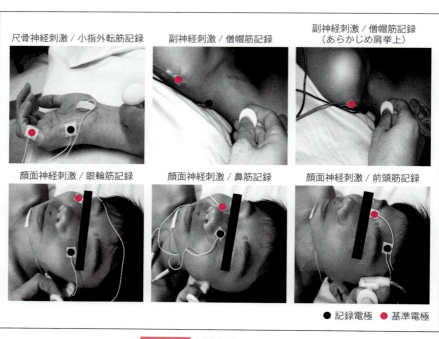

図 4-11　刺激部位と記録部位

します．検査では，刺激可能な神経の中で，筋力低下がある筋肉を選択すべきですが，一般的には，手技の容易性などから副神経刺激，顔面神経刺激が用いられます．

LEMS は全身性に障害されますので，検査部位の違いは少ないです．前述の通り，1 発目の CMAP 振幅が低下している場合，LEMS の可能性を考え，随意収縮負荷や高頻度刺激を考慮します．被検者の協力が得られる場合は，不快感の強い高頻度刺激ではなく，10〜20 秒間随意収縮負荷直後の CMAP 振幅増大の有無を確認します（図 4-14）．もし定量的に行う必要がある場合は 20〜50 Hz の高頻度刺激を用います．

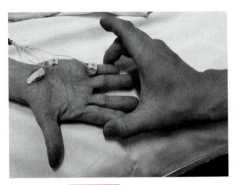

図 4-12　運動負荷

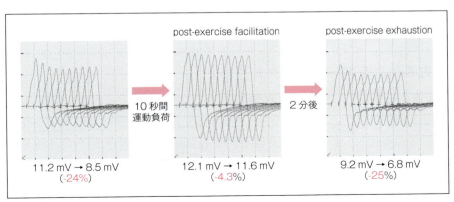

表 4-13　MG における post-exercise facilitation と post-exercise exhaustion

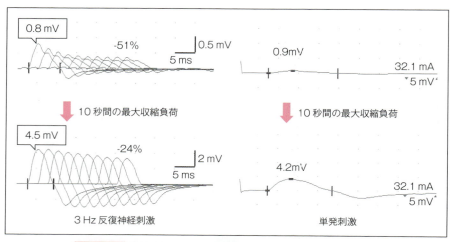

図 4-14 LEMS における post-exercise facilitation

Bピットフォール（図 4-15）

●不十分な刺激強度

刺激強度が不十分な場合，waning が生じることがあります．

●刺激電極のずれ

連続刺激時は，刺激途中に刺激電極がずれやすく，注意が必要です．特に副神経では刺激電極の固定が難しく，容易にずれます．フェルト電極を用い，"やさしくかつしっかりと挟み込むよう"に電極を当てます．

●力みによるアーチファクト

最適な刺激場所でない場合，刺激強度が強くなりがちです．不適切に強い刺激強度は不快感が強く，被検者の力みを招きます．良好な記録では，波形変化が"滑らかに変化"します．CMAP 振幅が凸凹になっている場合は，力みがありますので，刺激場所・強度の再考が必要です．

第4章 神経筋接合部検査

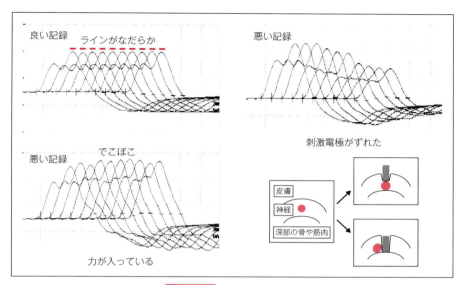

図 4-15 ピットフォール

●筋肉収縮によるアーチファクト

　連続刺激では，2発目以降に筋肉が縮んでしまい，波形が変化してしまうことがあります．特に，僧帽筋（副神経）は大きな筋肉のために，その影響が目立ちます．この場合，刺激前より肩を挙上させ，あらかじめ僧帽筋を短縮させておくと，筋長変化のアーチファクトを軽減できます[1]．

　高頻度刺激では，十分に用手固定しても，筋長変化のアーチファクトは避けられず，正常でも見かけ上振幅が増大します（持続時間は短縮するため，基本的に面積は一定です）．見かけ上の振幅増大を pseudo-facilitation と呼び，waxing と誤認することがあり，注意が必要です（図 4-16）．

●皮膚温

　皮膚温が低い場合，減衰率が減少し，偽陰性となる可能性があります．反対に皮膚温が高いと減衰率が増大します．通常の NCS 同様に皮膚温を 32℃ 以上に加温します．

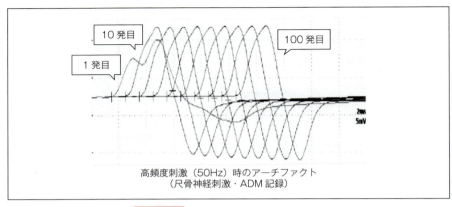

図 4-16 筋肉収縮のアーチファクト

● 抗コリンエステラーゼ剤の影響

治療効果のために，偽陰性となる可能性があります．使用薬剤の半減期を考慮して，一般的には少なくとも検査 12 時間前に休薬します．

3 報告書の記載と検査の解釈

waning の程度を，1 発目振幅に対する 4〜5 発目振幅の割合（％）で求めます．通常，10％以上の振幅低下を陽性とします．その際，数値だけでなく，waning 時の波形変化が滑らかな U / J-shape になっているか確認します．waxing では，1 発目振幅に対する刺激最終時振幅の割合（％）を求めます．100％以上の振幅増大（振幅が 2 倍以上）を陽性とします（図 4-17）．waxing の表記には，増加率（increment）で表す場合と，割合（facilitation）で表す場合があり，混同しやすく注意が必要です．

MG における waning 陽性率は 70％程度と高くない（眼筋型では約 50％）ため，陰性でも完全に否定できません．また，waning は MG や LEMS だけでなく，ボツリヌス中毒，有機リン中毒，先天性筋無力症候群，先天性ミオトニア，筋萎縮性側索硬化症（ALS）でも認めることがあります（表 4-1）．特に，ALS では，

> **waning**
>
> $$\text{decrement}(\%) = \frac{1\text{発目のCMAP振幅} - 4(\text{あるいは}5)\text{発目のCMAP振幅}}{1\text{発目のCMAP振幅}} \times 100$$
>
> 例えば，1発目CMAP振幅：10mV，4発目CMAP振幅：8mVの場合，20%のdecrement
>
> **waxing**
>
> $$\text{increment}(\%) = \frac{\text{最終CMAP振幅} - 1\text{発目のCMAP振幅}}{1\text{発目のCMAP振幅}} \times 100$$
>
> $$\text{facilitation}(\%) = \frac{\text{最終CMAP振幅}}{1\text{発目のCMAP振幅}} \times 100$$
>
> 例えば，1発目CMAP振幅：2mV，最終CMAP振幅：5mVの場合，150%のincrementあるいは，250%のfacilitation

図 4-17 waning(decrement)とwaxing(increment / facilitation)の計算式

表 4-1 waningを認める疾患

神経筋接合部疾患	神経筋接合部以外の疾患
重症筋無力症 Lambert-Eaton 筋無力症候群 先天性筋無力症候群 ボツリヌス中毒 有機リン中毒 コリン作動性クリーゼ	筋萎縮性側索硬化症 ポリオ ミオトニー疾患 McArdle 病

表 4-2 報告書の例

> 右尺骨神経刺激（小指外転筋記録），右副神経刺激（僧帽筋記録），右顔面神経刺激（前頭筋記録）にて，反復神経刺激（3Hz）を施行しました．
> 副神経刺激にて，24%のdecrementを認め，waning陽性でした．
> 電気生理学的に神経筋接合部伝達機能障害を認め，重症筋無力症に合致します．

筋力低下が進行している筋肉でwaningを認めやすいとされます．脱神経後の神経再支配で生じた新生神経終末が未熟なために，神経筋伝達が不安定となる，また神経終末部に貯蔵されているAChの供給が不足しているなどが，理由とされます[2)~4)]．**waningイコールMGではありません**ので，RNSの結果だけではなく，病歴，神経所見，他の電気生理検査（神経伝導検査，針筋電図）などを併せた解釈が必要です．

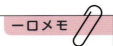

有機リン中毒の診断における RNS の意義

　農薬として使用される有機リン剤は，ACh 分解酵素である ACh esterase と結合し，その酵素活性を不可逆的に阻害します．その結果，神経筋接合部に大量の ACh が蓄積し，AChR と結合し続けることで，「脱分極性ブロック」が生じます．電気生理学的には，運動神経刺激時に CMAP 後半部分に反復放電が出現することがあります．中毒極期には，完全な脱分極性ブロックのために，CMAP 誘発自体が困難となります．神経反復刺激検査では，刺激頻度依存性に悪化する振幅減衰を認めます．これらの所見は，MG におけるコリン作動性クリーゼ（cholinergic crisis）でも認められます．治療中 MG 患者の症状が悪化した場合，筋無力症性クリーゼ myasthenia crisis とコリン作動性クリーゼの鑑別にも有用です．

ここからはじめるポイント

- 反復神経刺激検査（RNS）は重症筋無力症（MG），Lambert-Eaton 筋無力症候群（LEMS）の診断に不可欠である．
- 連続刺激時は電極がずれやすいのでフェルト電極で"やさしくかつしっかりと挟み込むよう"に電極をあてる．
- MG の waning 陽性率は 70% 程度で，他疾患でも認めるため，病歴・神経所見などを複合して診断すること．

● 文献

1) Ogawa G, Sonoo M, Hatanaka Y, et al.: A new maneuver for repetitive nerve stimulation testing in the trapezius muscle. Muscle Nerve 47 : 668-672, 2013.
2) Killian JM, Wilfong AA, Burnett L, et al.: Decremental motor responses to repetitive nerve stimulation in ALS. Muscle Nerve. 17 : 747-754, 1994.
3) Wang FC, De Pasqua V, Gérand P, et al.: Prognostic value of decremental responses to repetitive nerve stimulation in ALS patients. Neurology 57 : 897-899, 2001.
4) Hatanaka Y, Higashihara M, Chiba T, et al.: Utility of repetitive nerve stimulation test for ALS diagnosis. Clin Neurophysiol 128 : 823-829, 2017.

● 参考教科書

1) David C. Preston, Barbara E. Shapiro : Electromyography and Neuromuscular Disorders: Clinical-Electrophysiologic Correlations. 2nd edition. Elsevier Health Sciences, 2005.
2) 木村　淳, 幸原伸夫：神経伝導検査と筋電図を学ぶ人のために. 第2版. 医学書院. 2010.
3) Keesey JC: AAEE Minimonograph #33: electrodiagnostic approach to defects of neuromuscular transmission. Muscle Nerve 12 : 613-626, 1989.

第5章 その他の電気生理検査

1 単線維筋電図

　通常の針筋電図は，1つの脊髄前角細胞が支配している筋線維群（運動単位）に属する複数のMFAPの総和をMUPとして評価します．これに対して，1つの運動単位に属する個々の単線維活動電位 single muscle fiber action potential（SFAP）を評価する手法が，単線維筋電図検査 single fiber electromyography（SFEMG）です．臨床検査においては，前述のRNSよりも高感度な神経筋伝達障害の評価方法として用いられます．

Ⓐ 原　理

　SFEMGでは，電位記録範囲が非常に狭い単線維針電極 single fiber needle electrode（SN電極）を用います．さらに，高域通過フィルターhigh pass filterを高く設定することで，遠方からの電位波及を遮断し，針先近傍にある1～2本のSFAP記録を可能としています（図5-1）．SFEMGではEPPの変動によるSFAP発火間隔（電位間隔 inter-potential interval〈IPI〉）のゆらぎ，すなわち

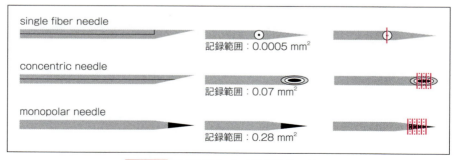

図5-1　針の種類による記録範囲の違い

第5章　その他の電気生理検査

jitter を評価します（図 5-2）．

　同じ運動単位に属する SFAP の jitter を記録する 2 種類の測定方法があります．1 つは，末梢神経軸索の分枝を電気刺激し，その分枝が支配している SFAP を評価する軸索刺激単線維筋電図 axonal stimulated SFEMG（a-SFEMG）です．もう 1 つが，随意収縮で生じた SFAP を評価する随意収縮単線維筋電図 voluntary SFEMG（v-SFEMG）です．a-SFEMG では，電気刺激をトリガーとして，1 つの SFAP の jitter を記録します．一方，v-SFEMG では，同じ運動単位に属する 2 種類の SFAP を記録し，どちらか片方の SFAP にトリガーをかけることで，2 種類の SFAP 間の IPI 変動を jitter として記録します（図 5-3）．

　jitter の指標としては，通常は IPI 変動の連続差平均 mean consecutive difference（MCD）を用います（図 5-4）．IPI は SFAP 発射間隔 inter-discharge interval（IDI）の変動により，筋線維伝播速度が変化します．この現象を筋線維伝播速度回復機能 velocity recovery function（VRF）と呼びます．v-SFEMG において，筋力低下のために一定の力を維持する（発射頻度を保つ）ことが難しい場合，MCD が増大します（VRF jitter）．そのため，v-SFEMG では IPI 順に並

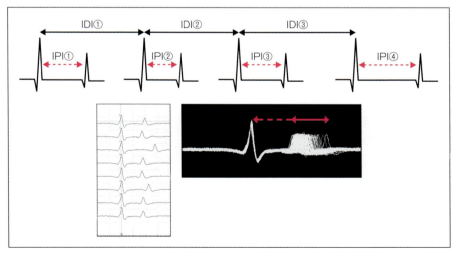

図 5-2　IDI と IPI

IDI：inter-discharge interval，IPI：inter-potential interval

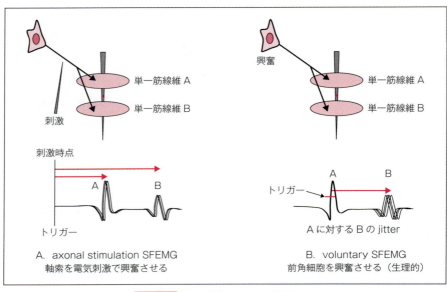

図 5-3 a-SFEMG と v-SFEMG

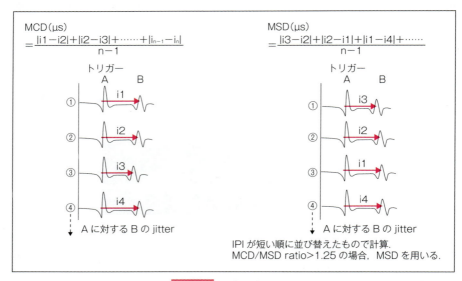

図 5-4 MCD と MSD

MCD：mean consecutive difference, MSD：mean sorted difference

び替えた IPI の連続差平均（mean sorted difference（MSD）も算出し，MCD/MSD 比＞1.25 の場合は，MSD を用いることにします．IDI が長い場合も VRF の影響が大きくなるため，IDI>4 ms 以上で，異常 jitter を認めても採用しません．一方，針の動きによるフォーカスのずれ（p.146 を参照）や MFAP 伝播速度の変化が原因で，なだらかに IPI が変化することがあり，trend と呼びます．この場合，MSD>MCD となっており，MCD を用います．VRF jitter と trend ともに真の jitter ではありません（図 5-5）．

　jitter が増大していくと，閾値を超えない EPP が生じ，MFAP が発生しなくなります．この現象を blocking と呼びます（図 5-6）．

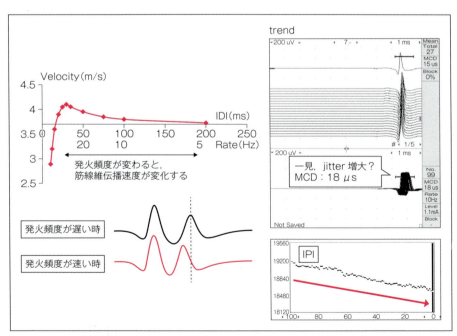

図 5-5 velocity recovery function（VRF）と trend

IDI：inter-discharge interval，IPI：inter-potential interval

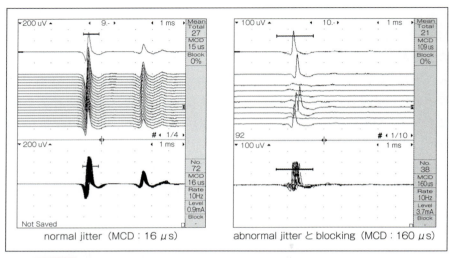

図 5-6　SFEMG 記録時の abnormal jitter と blocking（a-SFEMG）

●記録電極

　本来の SN 電極は，針の側面に記録部位が露出しており，記録範囲が非常に狭く，厳密な SFAP を記録可能でした．一方，SN 電極は非常に高価なため，オートクレーブ後に再利用されていました．現在では，プリオン病や未知の感染が懸念されるため，ディスポーザブルの同芯針電極 concentric needle electrode（CN 電極）を使用します．

　CN 電極は MUP 記録を前提としていますので，多くの SFAP を含みます．そのため，可能な限り少数の SFAP を記録する目的で，30 G 程度の細い針電極を用います．それでも完全には単一の SFAP のみを記録できないため，CN 電極を用いる場合は，"jitter measurement with concentric needle electrode" と表現すべきとの意見もあります（表 5-1）．

●フィルター設定

　針先近傍の SFAP のみを記録するため，高域通過フィルターを，SN 電極を用いる場合は 500 Hz に，CN 電極を用いる場合は 1～2 kHz に設定します．低域通

表 5-1 単線維筋電図専用針と商用同芯針電極の記録範囲の違い

電極	記録範囲
SFEMG 針	0.0005 mm^2
CN 30 ゲージ	0.019〜0.03 mm^2
CN 26 ゲージ 一般的な針筋電図	0.07 mm^2
Monopolar 28 ゲージ	0.28 mm^2

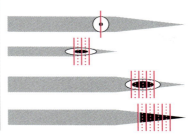

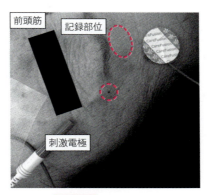

図 5-7 電極の配置

過フィルターは 10 kHz に設定します．

B 実際の手技

　通常，顔面筋や総指伸筋で記録します．CN 電極を用いる場合，SFAP の分離の容易さから，前頭筋が選択されることが多いです（図 5-7）．また前頭筋は疼痛が少なく，MG 診断における異常 jitter 検出率も高いことも，前頭筋から検査する理由です．SFAP を得るために，v-SFEMG では施行筋を随意的に弱収縮させます．a-SFEMG では，30 G 程度の細い単極針電極を用いて，顔面神経分枝を刺激します．外眼角より 1 横指外側から，眉尻の方向へ刺激針電極を挿入します．あらかじめ，表面刺激電極で顔面神経分枝の位置を確認しておくとよいです．刺

激強度は持続時間 0.05 ms で，通常 2 mA 以下で，筋収縮が得られます．

現在の筋電計で使用されているプログラムでは，自動的に MCD あるいは MSD 値が算出されます．この際，測定している SFAP 以外の異なる波形の重なりのために，不正確な値になっていることが多いため，記録後，個々の波形を確認し，不適切な波形を除外する作業が必要です．SFAP 立ち上がり時間が 300 μsec 以上の鈍な波形は除外します（図 5-8）．

● ピットフォール[1]

a. フォーカス focusing

SFAP 記録にあたっては，通常の針筋電図以上に，シャープかつ分離された波形を記録することが非常に重要です．特に CN 電極では，複数の SFAP を含む波形になりやすいため，高度な技術を要します．v-SFEMG では，同時に 2 種類の SFAP にフォーカスを合わせ，分離させる努力が必要です．このフォーカス

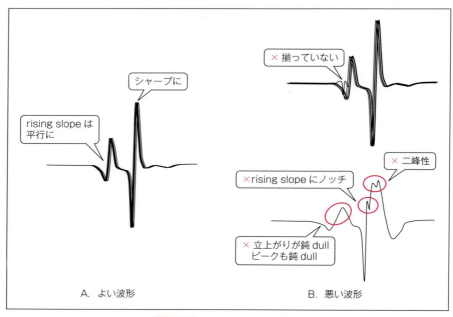

図 5-8　よい波形と悪い波形

を合わせる作業が不十分であれば，容易に jitter 増大と判断されてしまうリスクがあります．

b. 閾値の問題

a-SFEMG では，刺激強度が SFAP 発射の閾値を十分に超えていることが必要です．閾値下刺激あるいは閾値刺激では，jitter が増大し，blocking が生じることもあります．通常，閾値より 20% 強い刺激強度まで上げます．この際，刺激強度を上げることで，他の SFAP が混入してしまい，分離が困難になるジレンマが生じます（図 5-9）．また，電気刺激が神経ではなく，筋肉自体を直接刺激することがあり，muscle direct stimulation と呼びます．この場合，神経筋接合部を介さないため，生理的 jitter 自体が認められず，極端に小さな MCD となります．5 μs 以下の MCD は採用しないようにします．

報告書の記載と結果の解釈

1 つの SFAP（v-SFEMG では 1 ペア）につき連続 50 sweep（掃引）以上の波形で jitter を測定します．記録部位を少しずつ変えながら，20ヵ所以上記録し，3ヵ所以上で基準値を上回る abnormal jitter を認めれば，陽性と判断します．ま

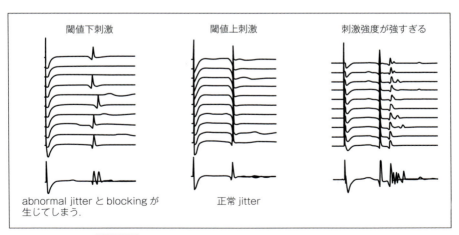

図 5-9 a-SFEMG における閾値と分離のジレンマ

複数波形が出るときは，閾値下刺激の波形が混入している可能性があるので，個別に閾値上を確認する．

表 5-2 同芯針電極を用いた場合の MCD 基準値（日本人）

	筋肉	individual MCD（μs）
a-SFEMG	総指伸筋	A1：58.8（FPR：1.7%） A2：50.1（FPR：3.4%）
	前頭筋	A1：51.0（FPR：2.4%） A2：43.6（FPR：3.2%）
v-SFEMG	総指伸筋	A1：56.8（FPR：1.8%） A2：50.2（FPR：6.3%）
	前頭筋	A1：56.8（FPR：1.8%） A2：49.6（FPR：2.7%）

A1：+2.5 SD of upper 10th percentile
A2：upper 95% prediction limit（one-tail）of the upper 10th percentile
FPR：擬陽性率 false positive rate
NMJ 伝達異常を**否定したいとき**（検査前確率が低い）⇒ 特異度優先で，A1 を用いる．
NMJ 伝達異常を**確認したいとき**（検査前確率が高い）⇒ 感度優先で，A2 を用いる．

た blocking 線維の有無や割合も記載します．block される線維が多いと，正常の jitter ばかり記録されることがあり，注意が必要です．CN 電極を用いた場合の基準値が報告されており[2]，日本人のデータもあります[3]（**表 5-2**）．

　過去の報告では，MG 診断における SFEMG の感度は 90% 以上とされますが，MG 診断の検査前確率によるため，抗体価なども含めた総合的な判断が望ましいです．abnormal jitter や blocking は MG に特異的ではなく，LEMS，ボツリヌス中毒，ALS，未熟な神経再支配線維でも認めます．

ここからはじめるポイント

・単線維筋電図は RNS よりも高感度な NMJ 伝達障害の評価方法である．
・可能な限り少数の SFAP を記録するため，30G 程度の細い針電極を用いる．

第5章 その他の電気生理検査

② 瞬目反射

　ヒトは，さまざまな突然の刺激に対して，反射的に両眼瞼を閉じます．角膜を何かで刺激した際に，反射的に両眼が閉じる現象が角膜反射です．瞬目反射 blink reflex は，角膜反射を電気生理学的に評価する手法です．この反射経路は，三叉神経感覚枝を介した求心性入力が脳幹部（橋〜延髄）を経由し，顔面神経運動枝に出力されることで生じます．blink reflex は，この反射経路のどこに異常があるかを評価します．三叉神経や顔面神経の末梢神経障害はもちろん，多発性硬化症や脳幹部脳血管障害や炎症などの中枢性病変の評価にも有用です．

A 機　序

　角膜反射同様に，一側の三叉神経感覚枝からの求心性入力は，橋内に入ると，2種類の経路を介して，両側顔面神経運動枝から出力されます．1つ目の経路が，橋中部にある三叉神経主知覚核を介して，刺激同側の顔面神経核へと伝わる経路です．2つ目の経路は，橋下部から延髄にわたる三叉神経脊髄路核を介して，両側の顔面神経核へ伝わる経路です（図 5-10）．

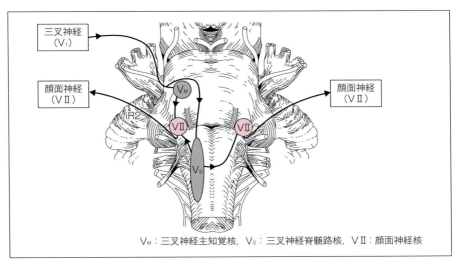

V_M：三叉神経主知覚核，V_S：三叉神経脊髄路核，VⅡ：顔面神経核

図 5-10 blink reflex の反射経路

149

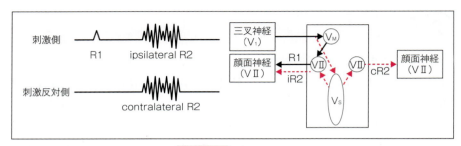

図 5-11　R1 と R2

　この 2 種類の経路により，blink reflex では 2 つの成分が認められます．早期成分の R1 と後期成分の R2 です（図 5-11）．R1 は橋中部にある三叉神経主知覚核と橋下部被蓋にある同側顔面神経核間の二シナプス反射により生じ，刺激と同側にのみ認められます（潜時 10〜12 ms）．一方，R2 は三叉神経脊髄路核を下降し，多数の介在ニューロンを経由して，両側の顔面神経核へと出力される多シナプス反射路により生じ，刺激側だけでなく両側に認められます（潜時 30〜40 ms）．通常，R1 は安定して記録可能で，再現性があります．一方，R2 は多シナプス反射のため多相性で，刺激のたびに変動します．R2 は延髄網様体の興奮性に影響されるため，慣れ現象 habituation が生じやすく，刺激を繰り返すと出現しにくくなります．

● 設　定

　フィルター：HPF：10 Hz／LPF：10 kHz，gain：100〜200 μV/D，sweep：5〜10 ms/D

● 記録電極

　仰臥位のリラックスした状態で検査します．目は自然に開けておくか，軽く閉じてもらいます．記録電極を眼輪筋下部に設置し，基準電極を外眼角側方に設置します．接地電極は前額部か顎に設置します．2 チャンネルを用いて，刺激側と刺激反対側の反応を両側同時に記録します．（図 5-12）

第5章 その他の電気生理検査

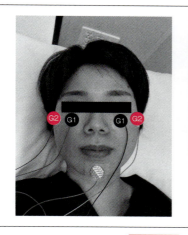
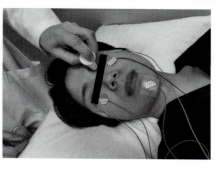

図 5-12 電極位置と刺激部位

● 刺　激

　眼窩上切痕で，一側の三叉神経第一枝の分枝（眼窩上神経）を刺激します．最短潜時と最大振幅が得られる刺激強度まで，3〜5 mA ずつ上げます．通常は 20 mA 以上の刺激は必要ありません．4〜5回繰り返し測定し，再現性を確認します．habituation が生じないように，数秒間隔でランダムに単発刺激を行います．

● 結果の解釈

　R1 は安定して記録可能で，潜時の同定は容易です．ベースラインからの立ち上がりにマークを付けます．R2 は刺激の度に潜時と波形が変化しますので，潜時の同定が難しくなります．数回測定し，波形を重ね合わせて，最短の R2 潜時を決めます．R1 は刺激同側のみに，また R2 は両側に出現します（**図 5-13**）．

a. 基準値

R1：13 ms 以内

R2：刺激同側（ipsilateral）R2：41 ms 以内

　　刺激対側（contralateral）R2：44 ms 以内

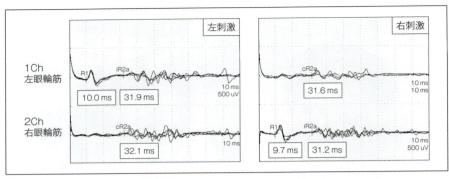

図 5-13 blink reflex の実際の波形

Gain：500 μV/D，Sweep：10 ms/D
刺激強度：12.4 mA

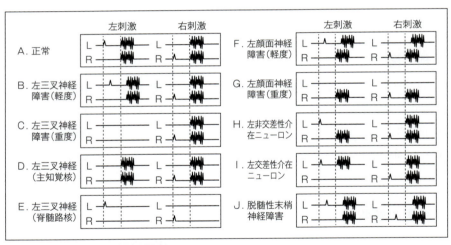

図 5-14 blink reflex の異常パターン

b. 左右差

R1 の左右差：1.2 ms 以内

ipsilateral R2 の左右差：5 ms 以内

contralateral R2 の左右差：7 ms 以内

● 異常パターン

R1，R2の出現の有無や潜時の延長などの異常パターン（図5-14）から，病変部位の指定が可能です．

ここからはじめるポイント

・瞬目反射は多発性硬化症や脳幹部脳血管障害や炎症などの中枢性病変の評価にも有用である．
・R2は慣れ現象が生じやすく，刺激を繰り返すと出現しにくくなるため，注意すること．

3 exercise test

骨格筋細胞膜上には，さまざまなイオンチャネルがあり，筋細胞膜膜電位を調整しています．細胞内はK^+イオンが多く，細胞外にはNa^+イオンやCl^-イオンが多く含まれます．Na^+イオンが細胞外から細胞内へ流入すると，活動電位が発生します．一方で，K^+イオンやCl^-イオンは静止膜電位に関与しています．この骨格筋細胞膜イオンチャネルの機能異常をきたす疾患群を「筋チャネル病」といいます．筋チャネル病は，ミオトニーを認める疾患と周期性四肢麻痺を認める疾患に大きく分けられますが，ミオトニーと周期性四肢麻痺双方の特徴を認める疾患もあります．骨格筋細胞膜イオンチャネル遺伝子の変異が原因の一次性（遺伝性）と，他の疾患に付随する二次性に分けられます（表5-3）．これらの筋細胞膜興奮性変化は，臨床的には運動負荷，寒冷負荷，食事などにより誘発されます．そのため，これらの負荷前後における膜電位変化を，電気生理学的にCMAP振幅の変化で評価する手法がexercise testです．遺伝性筋チャネル病の最終診断は遺伝子検査になりますが，複数の運動負荷試験の結果に基づき，ある程度異常チャネルを推定することができます．

近年，次世代シークエンサーを用いた網羅的遺伝子解析が普及しつつあります

表5-3 ミオトニー・周期性四肢麻痺症候群

	筋緊張性ジストロフィー		先天性ミオトニー		Naチャネルミオトニー	先天性パラミオトニー	高カリウム性周期性四肢麻痺	低カリウム性周期性四肢麻痺		Andersen-Tawil症候群	甲状腺中毒性周期性四肢麻痺
	1型	2型	Thomsen	Becker				2型	1型		
原因遺伝子	DMPK CTG リピート	Zinc9 CCTG リピート	CLCN1		SCN4A			CACNA1S		KCNJ2 / KCNJ5	一部 KCNJ18
イオンチャネル	CLC-1				Nav1.4			Cav1.1		Kir2.1 /Kir3.4	一部 Kir2.6
ミオトニー	+	+	+	+	+	+	+	−	−	−	−
周期性四肢麻痺	−	−	−	−	−	−	+	+	+	+	+
特徴的な症状	斧様顔貌 禿頭 心伝導障害 白内障 耐糖能異常 精神遅滞		warm-up現象 急な歩行開始時に一歩目が出にくい			paradoxical myotonia	ミオトニーは軽度 短い麻痺発作	長い麻痺発作		先天性小奇形 不整脈	甲状腺機能亢進

が，すべての候補遺伝子を個々に検索するには，膨大な時間，労力，費用を要します．遺伝子診断前に，電気生理学的に原因遺伝子を推測することができます．「遺伝子変異」イコール「目の前の症状」ではありません．実際の機能変化をベッドサイドで簡便かつ客観的に評価できる点においても，exercise testは有用です．

　筋細胞膜の易興奮性により，筋活動電位が過剰に生じると，ミオトニーや運動開始直後の筋硬直を認めます．筋活動電位がさらに過剰に反復すると「脱分極性麻痺」が生じ，瞬間的な脱力を認めます．この筋細胞膜興奮性亢進をきたす一次性のものにはCl^-チャネル異常による再分極障害とNa^+チャネル異常による不活化障害があります．二次性では，筋強直性ジストロフィーがあり，間接的にCl^-チャネル機能異常が生じることで，ミオトニーを認めます．針筋電図ではミオトニー放電myotonic dischargeが特徴的です．

　周期性四肢麻痺は，運動負荷後に徐々に筋細胞膜興奮性が低下し，弛緩性麻痺を生じます．一次性の原因遺伝子として，Ca^{2+}チャネル，Na^+チャネル，K^+チャネル遺伝子異常が知られています（**表5-3**）．二次性では，低カリウム血症をきたす病態で，周期性四肢麻痺が生じます．

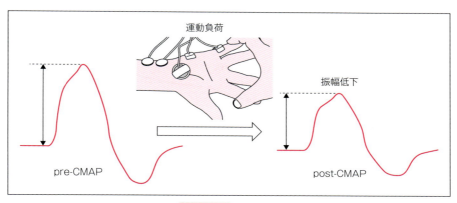

図 5-15 運動負荷

A exercise test

ミオトニーの瞬間的な脱力発作および周期性四肢麻痺の弛緩性麻痺は「脱分極性麻痺」に起因するため,電気生理検査上は CMAP 振幅低下に反映されます.

方法は,通常の尺骨神経運動神経伝導検査同様に,小指外転筋記録の CMAP を記録します.安静時の安定した CMAP を 5 回記録し,その平均を運動負荷前の基準振幅(pre-CMAP)とします.各種負荷後の CMAP 振幅を経時的に測定していき,pre-CMAP からの減衰率を求めます(図 5-15).

周期性四肢麻痺の発作中は,CMAP 振幅は低下していますので,発作間欠期に測定します.

a. short exercise test(SE test)

20 秒間の小指外転運動負荷後,10 秒間隔で 120 秒間 CMAP 振幅を記録していきます.陽性例では,運動負荷直後に急激に振幅が低下します(図 5-16).Cl^- チャネルや一部の Na^+ チャネル異常で陽性例を多く認めます.運動負荷直後に瞬間的な脱力(脱分極性麻痺)が生じるかどうかを評価しています.

b. cooling short exercise test(cooling test)

氷水などで皮膚温を 20〜25℃ に下げた状態で SE test を行います.Na^+ チャネル異常のパラミオトニーで著明に振幅が低下しますが(図 5-16),Cl^- チャネル異常でも陽性となることがあります.寒冷時における運動開始直後の脱分極性麻

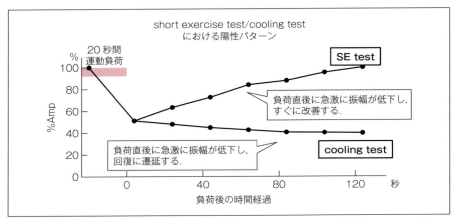

図 5-16 short exercise test, cooling test における異常パターンの例

痺を評価しています．

c. prolonged exercise test（PE test）

　運動負荷後，徐々に筋活動電位が低下していくかを評価しており，周期性四肢麻痺の検査です．5分間の小指外転運動後に，1分間隔で60分間CMAPを経時的に測定していきます．運動負荷時は疲労と虚血を防ぐため，15秒の運動負荷後，5秒程度休息することを繰り返します．典型的な陽性例では，運動負荷後，徐々に振幅が低下していき，持続します（図5-17）．日本人における報告では，最大20％以上の振幅低下で陽性と判断します．一方，欧米の報告ではpre-CMAPの30％以上の振幅低下あるいは測定中の最大振幅の40％以上の低下を陽性とすることが提唱されています．

　一次性周期性四肢麻痺（Ca^{2+}チャネル，Na^+チャネル）ではほぼ全例陽性となります．一方，二次性周期性四肢麻痺では，甲状腺中毒性周期性四肢麻痺が高率に陽性となり，他の二次性周期性四肢麻痺では基本的に陰性です[4]．周期性四肢麻痺は，炭水化物やカリウムを多く含む食事の摂取で誘発されやすいため，食後に検査を行うと陽性率が上がる可能性があります．一次性・二次性（甲状腺中毒性のみ）ともに，発作間欠期でも異常となります．

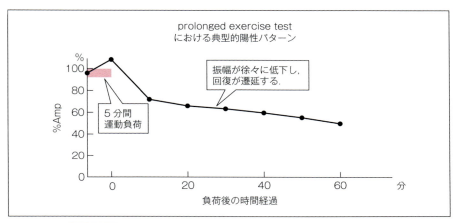

図 5-17 prolonged exercise test における異常パターン

B 高頻度反復神経刺激

　強制的に筋活動電位を高頻度に発生させ，脱分極性麻痺が生じるかを評価しています．臨床的にミオトニアが明らかでない場合には有用です．神経筋接合部疾患で行う高頻度反復神経刺激と同様の方法で行います．10〜50 Hz で刺激しますが，痛みを伴うため，段階的に刺激頻度を上げて，評価します．ミオトニーを認める疾患，特に Becker 型先天性ミオトニー（Cl^- チャネル異常）で漸減パターンを認めます．

C ピットフォール
●電極のずれ

　運動負荷や長い検査時間のために，刺激部位のずれが生じやすく，注意を要します．記録電極・刺激電極ともに，ディスポーザブル電極を使用するなど，十分な固定が必要です．刺激強度も通常の最大上刺激以上の十分な強度に設定しておきます．また筋長変化は CMAP 振幅に影響しますので，筋肉の形が変わらないように注意します．

● CMAP振幅の変動

　チャネル異常による筋細胞膜興奮性異常がある場合，CMAP振幅が変動しやすくなります．基準となるpre-CMAPを決める際は，すでに振幅が低下している可能性があるため，15分程度ベッド上に安静後の安定したCMAPを5回ほど記録し，その平均を用います．

D 結果の解釈

　exercise test，針筋電図（MYDの有無），高頻度反復神経刺激を組み合わせることで，ある程度異常チャネルを予測できます．（**表5-4**）．複数回SE testを施行し，その変化パターンから異常チャネルや遺伝子変異部位を予測する手法も報告されています[5~7]．

表5-4 各疾患における電気生理学的所見

	筋緊張性ジストロフィー	先天性ミオトニー	Naチャネルミオトニー	先天性パラミオトニー	高カリウム性周期性四肢麻痺	低カリウム性周期性四肢麻痺	Andersen-Tawil症候群	甲状腺中毒性周期性四肢麻痺	その他の二次性周期性四肢麻痺
原因遺伝子	DMPK / Zinc9	CLCN1	SCN4A	SCN4A	SCN4A	CACNA1S / SCN4A	KCNJ2 / KCNJ5	一部 KCNJ18	なし
針筋電図（MYD）	＋	＋	＋	＋	±	－	－	－	－
高頻度神経反復刺激	減衰	減衰（特にBecker型）	多くは正常	多くは正常	正常	正常	正常	正常	正常
SE test	ときに陽性	陽性（特にBecker型）	陰性	陰性	陰性	陰性	陰性	陰性	陰性
cooling test	陰性	ときに陽性（特にBecker型）	陰性	**陽性**	陰性	陰性	陰性	陰性	陰性
PE test	陰性	陰性	陰性	陰性	**陽性**	**陽性**	**陽性**	**陽性**	陰性

MYD：myotonic discharge，SE test：short exercise test，PE test：prolonged exercise test

ここからはじめるポイント
- exercise test は筋チャネロパチーの評価に有用である.
- 運動負荷などの前後における膜電位変化を電気生理学的に CMAP 振幅変化で評価する.

④ 自律神経機能検査

末梢神経は，体性神経と自律神経に分けられます（表 5-5）．体性神経には運動神経と感覚神経があり，自律神経には交感神経と副交感神経（迷走神経）があります．自律神経は意志と無関係に，内臓・血管・分泌腺などの機能を自動的に調節することで，生体恒常性を維持しています．多くの臓器では，交感神経と副交感神経は相互に拮抗しあい，身体が受け取るさまざまな刺激に対して，適度なバランスをとっています．

自律神経機能検査は，自律神経機能不全が疑われるときに施行されます．代表的な疾患は，末梢神経障害（糖尿病，アミロイドーシス，アルコール性，特発性自律神経ニューロパチー，傍腫瘍性神経症候群など），汗腺疾患（特発性後天性無汗症，Sjögren 症候群，Fabry 病など），変性疾患（パーキンソン病，多系統萎縮症，純粋自律神経不全症），脊髄疾患（脊髄炎，脊髄損傷など）などがあります．

表 5-5 末梢神経系

体性神経系 somatic nervous system
・運動神経 motor nervous system ・感覚神経 sensory nervous system
自律神経系 autonomic nervous system
・交感神経 sympathetic nervous system ・副交感神経 parasympathetic nervous system

自律神経機能は年齢，性別，使用薬物，食事，飲酒，喫煙，排尿，疼痛，呼吸，精神状態，体動，既往歴などの被検者側の因子だけでなく，検査室の状態（室温・音・光など），検査の時間帯，技術的問題などの検者側の因子を含むさまざまな影響を受けます．できる限り一定の条件での測定が望ましく，結果の解釈には注意が必要です．自律神経異常を客観的に評価する手法として，ここでは心拍変動解析と交感神経皮膚反応を紹介します．

🅐 心拍変動解析

● 心電図 R-R 間隔変動係数 coefficient of variation of R-R intervals (CVR-R)

　心拍拍動（心電図の R-R 間隔）は，安静時でも一定ではなく，生理的に変動しています．この変動は，呼吸による「肺伸展受容体」と血圧変動を検出する「動脈圧受容体」の影響を受けています．肺伸展受容体からの信号は，呼吸周期に従い約 3～4 秒周期で変動します．動脈圧受容体からの信号には，一拍一拍ごとの血圧変動によるもの以外に，約 10 秒周期の血圧変動（Mayer 波）によるものがあります．この呼吸周期と Mayer 波は，自律神経を介して心拍変動に影響します．交感神経による信号伝達は 6～7 秒（約 0.15 Hz）より短い変動に対応できず，呼吸周期による 3～4 秒周期（約 0.3 Hz）の変動は伝えません．一方，副交感神経による信号伝達は，より速い周期変動にも対応できるため，呼吸周期による変動を伝えることが可能です．

　安静時心電図を記録し，連続した 100 回心拍の R-R 間隔の平均と標準偏差から変動係数（CVR-R = R-R 間隔の標準偏差 / 平均 R-R 間隔 × 100（%））を求めます（図 5-18）．基本的には副交感神経機能を反映していますが，測定中は交感神経に影響する因子を極力減らす努力が必要です．心房細動などの不整脈がある場合は測定不能です．

● 周波数領域 frequency domain

　心電図 R-R 間隔変動を周波数解析すると，0.15 Hz 以上の高周波数成分 high frequency（HF）と 0.04～0.15 Hz の低周波数成分 low frequency（LF）に分離

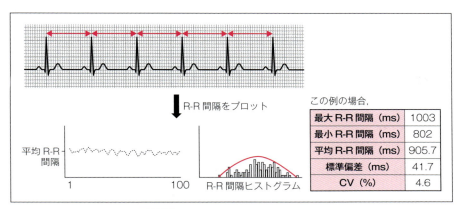

図 5-18 心電図 R-R 間隔変動係数

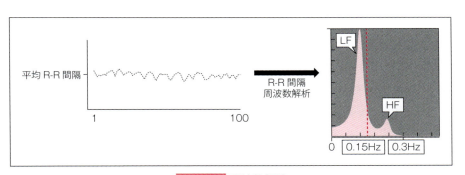

図 5-19 周波数領域

HF：呼吸周期変動による．副交感神経機能を反映．
LF：Mayer 波の変動による．交感神経・副交感神経両方の機能を反映．

できます（図 5-19）．HF は呼吸周期変動に対応し，純粋な副交感神経活動を反映します．また LF は Mayer 波の変動に対応し，副交感神経と交感神経双方の活動を反映します．測定時は，呼吸を一定にすることが必要です．LF/HF 比はその時点での交感神経と副交感神経活動のバランスを表す指標となります．交感神経優位時は HF 低下，LF/HF 高値，副交感神経優位時は HF 高値，LF/HF 低値となります．

　周波数解析法には，高速フーリエ変換 fast Fourier transformation（FFT），最大エントロピー法 maximum entropy method（MEM），自己回帰モデル

autoregressive model（AR）などがあります．

　期外収縮や心房細動などの不整脈がある場合，正確な測定が困難です．また呼吸数が少ない場合（0.15 Hz 以下，すなわち 9 回 / 分以下）も，LF 成分に含まれてしまうため，注意が必要です．一般的には LF/HF 比（5 分間安静臥床時の基準値 1.5〜2.0）を指標にします．

Ⓑ 交感神経皮膚反応

　刺激に対する交感神経反射を介した精神性発汗に伴う皮膚電気活動を記録したものが，交感神経皮膚反応 sympathetic skin response（SSR）です．汗腺には，腋窩や外陰部などに存在するアポクリン腺と全身に分布するエクリン腺があります．汗腺はコリン作動性の交感神経のみに支配され，さまざまなストレッサーに対して汗が分泌されます．

　SSR は末梢感覚神経からの求心性刺激に対する多シナプス性交感神経反射（体性-内臓神経反射）です．末梢からの入力刺激は脊髄内を上行し，視床を経て大脳（前頭葉，扁桃体，帯状回前部など）で認知されます．その際，自律神経中枢である視床下部が興奮し，脳幹網様体，脊髄中間外側核を下降し，交感神経節を経由し，汗腺に至ります．この精神性発汗により，皮膚の電気抵抗が変化し，電位変動が生じます．SSR ではこの電位変動を記録しています[8]．

● 実際の手技

a．記　録

　記録電極を，精神性発汗が生じやすい手掌や足底におきます．手掌の場合，第三指の付根より約 2 cm 下付近で最も高振幅の波形が記録されます．基準電極は，発汗が少ない手背や足背あるいは爪におきます（図 5-19）．検査室の環境（室温，湿度，騒音など），肢位，覚醒度も影響するため，可能な限り測定条件は一定とします．

b．設　定

　感度：1 mV/div，フィルター：HPF：0.2〜1 Hz / LPF：100 Hz，解析時間：0.5 s/div

c. 刺　激

　刺激部位はどこでも構いませんが，通常は正中神経を手根部で電気刺激します（持続 0.2 ms，強度 20〜30 mA 程度）．安静覚醒状態で，突然びっくりさせる刺激が重要です．そのため，やや疼痛を感じる程度の刺激強度で，ランダムに刺激します．habituation が生じやすい点と SSR 持続時間が長い点から，刺激と刺激の間隔も 60 秒程度空けます．

● 結果の解釈

　SSR の明確な起源は，まだ明らかではありません．通常の NCS とは異なり，約 2 秒程度のかなり遅い潜時で，2〜3 相性の波形が導出されます（図 5-20）．立ち上がり潜時，頂点間振幅，左右差などを評価しますが，個人差，測定条件，身長，年齢などによる変動もあり，結果の解釈には注意が必要です．立ち上がり潜時には，求心性入力路から遠心性出力路，汗腺の反応にかかる時間が含まれますが，特に交感神経節後線維（無髄神経）の伝導にかかる時間が大きく影響しています．交感神経節前線維は手掌では T2〜6 に，また足底では T10〜12 にあります．変動が大きい検査であるため，臨床の場では，一般的に誘発可能かどうかあるいは左右差で評価します．

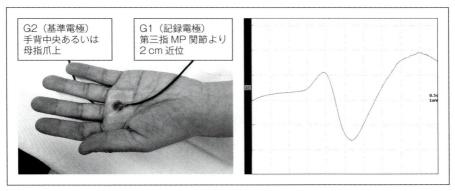

図 5-20　交感神経皮膚反応

> **ここからはじめるポイント**
>
> ・自律神経機能検査（心電図 R-R 間隔，交感神経皮膚反応）は，末梢神経障害，汗腺疾患，脳変性疾患，脊髄疾患などで行う．
> ・さまざまな因子に影響を受ける検査のため，できる限り一定の条件での測定が望ましい．

● 文献

1) Stålberg EV,Sanders DB,Kouyoumdjian JA: Pitfalls and errors in measuring jitter. Clin Neurophysiol 128:2233-2241,2017.
2) Stålberg E,Sanders DB,Ali S, et al.:Reference values for jitter recorded by concentric needle electrodes in healthy controls: A multicenter study. Muscle Nerve 53:351-362,2016.
3) Kokubun N,Sonoo M,Imai T, et al.:Reference values for voluntary and stimulated single-fibre EMG using concentric needle electrodes: a multicentre prospective study. Clin Neurophysiol 123:613-620,2012.
4) Arimura K,Arimura Y,Ng AR, et al.:Muscle membrane excitability after exercise in thyrotoxic periodic paralysis and thyrotoxicosis without periodic paralysis. Muscle Nerve 36:784-788,2007.
5) Fournier E, Arzel M,Sternberg D,et al.: Electromyography guides toward subgroups of mutations in muscle channelopathies. Ann Neurol 56:650-661.2004.
6) Fournier E,Viala K,Gervais H, et al.: Cold extends electromyography distinction between ion channel mutations causing myotonia. Ann Neurol 60:356-365,2006.
7) Michel P,Sternberg D,Jeannet PY et al.: Comparative efficacy of repetitive nerve stimulation, exercise, and cold in differentiating myotonic disorders. Muscle Nerve. 36:643-650,2007.
8) Shahani BT,Helperin JJ,bouku P, et al.: Sympathetic skin response--a method of assessing unmyelinated axon dysfunction in peripheral neuropathies. J Neurol Neurosurg Psychiatry 47:536-542,1984.

● 参考教科書

1. 単線維筋電図
1) Stålberg E, Trontelj JV, Sanders DB. Single Fiber EMG 3rd edition
2) SFEMG.Info（http://www.sfemg.info/）

2. 瞬目反射
1) David C. Preston, Barbara E. Shapiro. Electromyography and Neuromuscular Disorders: Clinical-Electrophysiologic Correlations
2) 木村 淳，幸原 伸夫．神経伝導検査と筋電図を学ぶ人のために．第2版．医学書院，2010．

3. exercise test
1) 中村友紀，有村由美子，有村公良：ミオトニア・周期性四肢麻痺症候群．臨床神経生理学 41: 118-123, 2013．
2) 中村友紀，他：ミオトニア・周期性四肢麻痺症候群．モノグラフ 神経筋電気診断を基礎から学ぶ人のために．日本臨床神経生理学会，p159-164，2013．

3) 筋チャネル病（遺伝性周期性四肢麻痺，非ジストロフィー性ミオトニー症候群）診療の手引き 厚生労働省科学研究費 難治性疾患等政策研究事業「希少難治性筋疾患に関する調査研究」班

4. 自律神経機能検査
1) 日本自律神経学会：自律神経機能検査 第4版．文光堂．2007．

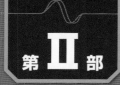

第II部

神経筋疾患での電気生理診断 electrodiagnosis の進め方

　第II部では第I部で述べた電気生理検査の手法を用いて，どのようにして診断に近づくかを紹介します．

　電気生理検査でできることを表1にあげました．第I部でも述べましたが，電気生理診断は，第一に臨床診断の確認です．臨床診断と合致する所見が得られるかどうかだけでなく，鑑別に必要な所見も重要です．例えば前角細胞の障害と考えていても，ニューロパチーである可能性を否定するためには神経伝導検査が必要です．その次に重要なことは病変部位の推定です．例えば筋力低下があった場合，電気生理検査を組み合わせることで病変部位が1）脊髄前角細胞，2）脊髄神経根，3）神経叢，4）末梢神経，5）神経筋接合部，6）筋にあるか否かを推定することが可能です．電気生理検査に加えて，神経学的所見，画像所見などを併せて検討することで，最終的に病変部位が確定されます．さらに，神経伝導検査での伝導ブロックの有無などで病態生理をみることも可能です．また，例えば筋電図所見やCMAP波形を解析することで，病変の経過や重症度やある程度の予後の予測も可能です．本項では各病変部位における，代表的な疾患を電気生理診断する上での検査の組み方，考え方を述べます．

表1　電気生理検査でできること

1. 臨床診断の確認
2. 鑑別診断
3. 神経学的所見が取りにくい場合の診断
4. subclinical な病変の同定
5. 病変部位の推定
6. 病態生理の推定
7. 重症度の推定
8. 進行度と予後の予測

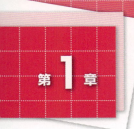

第1章 病変部位，疾患ごとの電気生理検査の組み方

① 脊髄前角細胞障害

　脊髄前角細胞が障害される疾患には表1-1のような疾患がありますが，特に運動ニューロン病の中で代表的疾患である筋萎縮側索硬化症 amyotrophic lateral sclerosis（ALS）では，電気生理検査が極めて重要であり，診断基準の重要な要素になっています．ここではALSを中心に前角細胞障害の電気生理診断の進め方について述べます．

　ALSの電気生理所見の特徴は二次運動ニューロンの障害であり，基本的には感覚神経は障害されません．また末梢運動神経軸索は前角細胞障害の結果として変性が起こりますが，病変の主座はあくまで前角細胞です．このため，電気生理学的異常は神経伝導検査所見よりも筋電図所見にまず現れます．

A 神経伝導検査

● 運動神経伝導検査

　伝導速度は通常は正常ですが，前角細胞障害による軸索変性が高度になると，軽度の運動神経伝導速度 motor nerve conduction velocity（MCV）の低下や遠位潜時 distal latency（DL）の延長がみられます．複合筋活動電位 compound muscle action potential（CMAP）振幅は正常か低下します．伝導ブロックや

表1-1　前角細胞障害をきたす代表的疾患

1. 筋萎縮性側索硬化症
2. 脊髄性筋萎縮症
3. 伴性球脊髄性筋萎縮症（Kennedy病）
4. ポリオ後症候群
5. クロイツフェルト・ヤコブ病　など

temporal dispersion はみられません．もしみられれば多巣性運動ニューロパチー multifocal motor neuropathy（MMN）などのニューロパチーを考えなくてはなりません．

● 感覚神経伝導検査

ALS のように前角細胞のみが障害される場合は，感覚神経伝導速度 sensory nerve conduction velocity（SCV）は正常で感覚神経活動電位 sensory nerve action potential（SNAP）も正常です．ただ一部の ALS 症例で SNAP 振幅が低下することが報告されています．一方，球脊髄性筋萎縮症 bulbospinal muscular atrophy（BSMA）では SNAP 振幅が低下することが特徴で，診断価値があります[1]．

ⓑ 反復神経刺激検査

急速に筋萎縮が進行する筋では，ときに重症筋無力症と同じような decremental response がみられることがあります．しかし，次の筋電図所見で鑑別できます．

ⓒ 針筋電図

筋電図上は典型的な神経原性運動単位電位 motor unit potential（MUP）を認めます．ALS では脱神経と神経再支配を繰り返しながら前角細胞が減少していきます．ALS の筋電図所見の特徴は脱神経，神経再支配の各ステージが混在しながら進行していくことです．その過程のスピードを見ることで，進行性かどうか，重症度，予後などをある程度予測できます．もう 1 つの筋電図所見の特徴は，前角細胞の興奮性亢進を示す線維束電位 fasciculation potential が比較的早期からみられることです[2]．ALS の診断は神経学的所見と筋電図所見の組み合わせで構成されています．以前は ALS では脱神経所見である線維自発電位 fibrillation potential が最も重要とされてきました．しかし最近，その前段階の前角細胞軸索の異常興奮である fasciculation potential の重要性が認識され，診断基準に含まれるようになりました[3]．これにより ALS の診断感度が上昇したといわれています[4]．MUP の数は減少し，high amplitude, long duration, polyphasic の典型

的神経原性 MUP がみられますが，神経再支配は完成しにくいため unstable MUP がみられることが特徴です．また本疾患は全身性の疾患であるため，顔面，体幹，四肢の中で少なくとも 3 つの部位に異常が認められることが必要です．他の脊髄性筋萎縮症，ポリオ後症候群などでも類似の所見がみられますが，ALS では進行が速く，また病変の広がりがあることが筋電図上の特徴です．もちろん，ALS ではその他に臨床的に一次運動ニューロン徴候がある必要があります．

> **ALS の電気生理診断手順**
> ❶ 筋力低下，筋萎縮のある筋で MCS，F 波検査．CMAP の低下や F 波の消失がみられるが MCV，DL は CMAP 低下が高度の場合に，軽度異常．
> ❷ 上下肢でルーチンの感覚神経伝導検査 sensory nerve conduction study（SCS）は通常正常．
> ❸ 上下肢で異なる筋節が支配する筋を少なくとも 2 筋ずつ，さらに僧帽筋，胸鎖乳突筋，傍脊柱筋など体幹筋の筋電図．3 つの部位で異常所見．

② 神経根病変

　神経根病変 radiculopathy の電気生理診断には，1）radiculopathy の局在を確認，2）病変の広がり，3）障害の時間的経過，4）plexopathy，neuropathy の除外などがあります．特に末梢神経障害，神経叢障害との鑑別が重要です．ただし電気生理検査では radiculopathy の病因診断はできません．また後根のみの障害で前根の障害がない場合は診断できません．radiculopathy の電気生理診断では，筋電図が最も有用です．一方，神経伝導検査単独での診断は困難です[5]．

Ⓐ 神経伝導検査

　ルーチンの神経伝導検査は神経根より離れた末梢で検査を行います．このため神経根病変を直接調べることはできません．ただ，末梢神経障害との鑑別に感覚神経伝導検査が重要です．胸髄神経根障害に対する神経伝導検査はありません．

● 運動神経伝導検査

　神経根病変で運動神経軸索が障害されると，時間の経過とともにワーラー変性が起こり，末梢ではCMAP振幅の低下がみられます．MCVはよほど高度に大径線維が障害されない限りは正常です．ルーチン検査では，上肢は正中神経，尺骨神経の伝導検査を行いますが，これはC8-T1神経根由来の運動神経を見ています．下肢では腓骨神経，脛骨神経を検査しますが，これはL5-S1神経根由来の運動神経を見ていることになります．もしその他の神経根の異常を評価するのなら，それらの神経根由来の運動神経伝導検査を行う必要があります．

　F波は運動神経近位部の伝導を反映し，頻度の減少を見ることはありますが，F波潜時の延長がみられることはほとんどありません．一方H波は後根，前根の両方を経由していますので，radiculopathyの診断には有用ですが，通常ヒラメ筋や腓腹筋でしか記録できず，このためL5-S1神経根の評価に用いられます．

● 感覚神経伝導検査

　感覚神経細胞がある後根神経節は解剖学的に神経根より遠位部に存在します．このため神経根病変は後根神経節を超えて末梢には波及せず，SNAPには異常はみられません（pre-ganglionic lesion，図1-1）．すなわちradiculopathyではSCSに異常がないことが重要な所見となります．

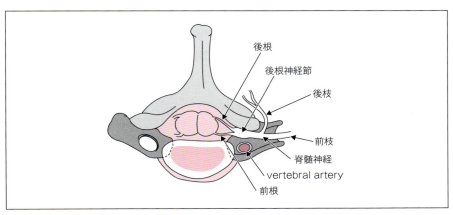

図1-1　脊髄神経根の解剖

B 筋電図

　筋は通常いくつかの神経根（前根）に支配されており，これを筋節 myotome と呼びます（一口メモ〈p.173〉参照）．この myotome に従って臨床的に考えられる筋を選択し筋電図を行い，その所見から部位診断をします．原則は同じ myotome に属し，かつ異なる末梢神経支配の複数の筋で同じような筋電図所見が得られることが重要です．例えば C5 radiculopathy では，三角筋 deltoid，上腕二頭筋 biceps，棘下筋 infraspinatus を検索します．これらの筋はいずれも C5 支配でありながら，末梢神経支配は異なっており，同じような異常所見が得られれば，C5 radiculopathy と診断できます．異常が予想される myotome が支配する傍脊柱筋の筋電図も重要です．傍脊柱筋は図 1-1 にみられるように，神経根から直接分岐する後枝（posterior rami）から支配され，神経叢や末梢神経を経由しません．そのため，傍脊柱筋の筋電図が異常であれば，神経根より近位部の障害が示唆されます．ただし，傍脊柱筋に異常がなくても神経根症を否定はできません．

---

radiculopathy の電気生理診断手順

❶ 筋力低下を示す筋での MCS では CMAP 振幅低下はあってもよいが，MCV，DL は正常範囲か軽度の異常にとどまる．SCS は正常であることが必要．

❷ 筋力低下を示す筋で神経原性 MUP を認める．同じ myotome で異なる末梢神経支配の筋を 2 つ以上検査し，同様の筋電図異常を認める．

❸ 傍脊柱筋の筋電図で神経原性 MUP を認めれば診断に役立つ．

第1章 病変部位，疾患ごとの電気生理検査の組み方

一口メモ

筋 節

　筋電図を行う筋は，前角細胞から神経根，神経叢，末梢神経を経由して支配されます．したがって筋電図で部位診断をする際には，その筋を支配する神経がどの部位を経由するかを知らなければなりません．その中で覚えて欲しい myotome を表1-2，3に示しました．筋電図検査が必要な頻度の高い疾患として神経根症 radiculopathy があります．その異常を判断するに

表1-2 初学者が知っておきたい頸胸髄神経根の myotome

筋 名	C2	C3	C4	C5	C6	C7	C8	T1	神 経	
胸鎖乳突筋	■	■							副神経（脊髄根）	頸神経叢
僧帽筋上部		■	■						副神経（脊髄根）	頸神経叢
肩甲挙筋			■	■					肩甲背神経	C5神経根より直接分岐
棘下筋				■	■				肩甲上神経	腕神経叢上神経幹より分岐
三角筋				■	■				腋窩神経	
上腕二頭筋				■	■				筋皮神経	
前鋸筋				■	■	■			長胸神経	腕神経叢より近位で分岐
腕橈骨筋				■	■				橈骨神経	
上腕三頭筋					■	■	■		橈骨神経	
総指伸筋					■	■			後骨間神経（橈骨神経）	
示指伸筋						■	■		後骨間神経（橈骨神経）	
橈側手根屈筋					■	■			正中神経	
深指屈筋Ⅰ・Ⅱ						■	■		前骨間神経（正中神経）	
深指屈筋Ⅲ・Ⅳ							■	■	尺骨神経	
尺側手根屈筋							■	■	尺骨神経	
小指外転筋							■	■	尺骨神経	
背側骨間筋								■	尺骨神経	

173

は，検査する筋がどの myotome に属するかを知ることは非常に重要です．支配する末梢神経とともに必ず記憶しましょう．

表 1-3 初学者が知っておきたい腰仙髄神経根の myotome

筋　名	L2	L3	L4	L5	S1	S2	神　経
腸腰筋	■	■	■				大腿神経
大腿直筋	■	■	■				大腿神経
外側広筋	■	■	■				大腿神経
大内転筋	■	■	■				閉鎖神経
梨状筋					■	■	仙骨神経叢
中殿筋				■	■		上殿神経
大臀筋				■	■		下殿神経
大腿二頭筋短頭				■	■		短頭坐骨神経腓骨部
大腿二頭筋長頭				■	■		長頭坐骨神経脛骨部
前脛骨筋			■	■			総腓骨神経
長趾伸筋				■	■		深腓骨神経
長腓骨筋				■	■		浅腓骨神経
後脛骨筋				■	■		脛骨神経
長趾屈筋				■	■		脛骨神経
腓腹筋					■	■	脛骨神経
母趾外転筋					■	■	内側足底神経
小趾外転筋					■	■	外側足底神経

③ 神経叢障害

　神経叢は神経根より遠位で，末梢神経より近位部に存在します．radiculopathy との違いは感覚神経の障害部位が後根神経節より遠位に存在するため，より遠位の末梢神経で記録する SNAP 振幅が低下することにあります（post-ganglionic）（図 1-1〈p.171〉参照）．次に重要な検査は筋電図です．筋電図検査では 1）部位

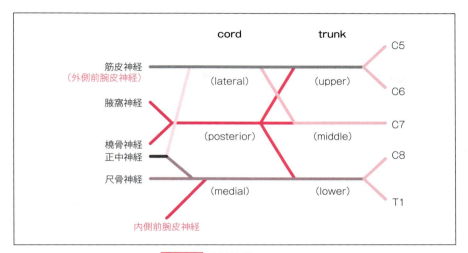

図1-2 腕神経叢のシェーマ

(木村 淳,幸原伸夫:神経伝導検査と筋電図を学ぶ人のために.第2版,pp341,医学書院,2010を参考に作成)

診断,2)障害の程度,3)時間的経過と予後の予測が可能です.神経叢の中で,特に腕神経叢 brachial plexus は各神経根からの神経線維が複雑に絡み合っており,その解剖所見と併せて考えながら筋電図を行う筋を選択する必要があります.ここでは腕神経叢病変の電気生理診断について簡単に述べます.

腕神経叢は解剖学的に C5-T1 神経根より構成された3つの神経幹(trunk)をまず形成し,さらにそれぞれの前枝,後枝(division)から3つの神経束(cord)を形成した後,さらに分岐し末梢神経(nerve)へとなり,末梢に至ります(**図1-2**).この解剖の覚え方は,木村淳・幸原伸夫らの教科書[8]や youtube[9] の解説などを参照すると理解が容易です.

A 神経伝導検査

● 運動神経伝導検査

ほとんどの神経叢障害 plexopathy はルーチンの MCS では軸索障害としてとらえることができます.このため CMAP 振幅の低下が障害の程度を反映する一方,MCV,DL は正常か,あっても軽度の異常しかみられません.腕神経叢

upper trunk の障害ではルーチンの MCS には反映されず，Erb 点刺激による三角筋，上腕二頭筋 CMAP で評価します．しかし通常これらの筋の正常値はばらつきが大きく，このため正常と考えられる対側と比較して CMAP 振幅が 50% 以上低下している場合に異常と評価します（50% ルール）．

●感覚神経伝導検査

先に述べたように，SCS における SNAP 振幅は radiculopathy との鑑別に非常に重要です[10]．腕神経叢 upper trunk の障害評価には，外側前腕皮神経 lateral antebrachial cutaneous nerve（LABC），正中神経刺激による母指からの SNAP 記録が有用です．middle trunk の障害評価には，正中神経刺激による示指あるいは中指からの SNAP 記録が有用となります．lower trunk の障害の評価には尺骨神経刺激による小指記録の SNAP や内側前腕皮神経 medial antebrachial cutaneous nerve（MABC）の SNAP が有用です（**表 1-4**）．SNAP 振幅も正常値に大きな幅があり，このため対側と比較して 50% 以上の低下がみられる場合，異常と判定します．

もう一つ部位診断において重要なことは，plexopathy と neuropathy の鑑別です．upper trunk と正中神経障害の鑑別は，正中神経とは異なる LABC の SCS

表 1-4 腕神経叢，神経根と感覚神経の関係

	Upper (%)	Middle (%)	Lower (%)	DRG
LABC	100	0	0	C6
Median (thumb)	100	0	0	C6
Median (index)	20	80	0	C6, C7
Median (middle)	10	70	20	C6, C7, C8
Superficial radial	60	40	0	C6, C7
Ulnar (little)	0	0	100	C8
MABC	0	0	100	T1

が有用となります．一方 lower trunk と尺骨神経障害の鑑別には，通常尺骨神経障害を起こす部位よりも近位で分岐する MABC の SCS が有用です（**図1-2，表1-4**）．

Ⓑ 筋電図

　筋電図は基本的には myotome と plexus より分岐した末梢神経の解剖を比較しながらの検査で部位診断を行います（**表1-2**）．筋電図は神経伝導検査に比較して，より鋭敏で早期に異常を検出できます．また radiculopathy との鑑別には傍脊柱筋の筋電図が有用で，plexopathy では傍脊柱筋には異常はみられません．

> **plexopathy の電気生理診断手順**
> ❶ 臨床的に障害が疑われる部位に関連する SCS を行い，SNAP 振幅を評価する．
> ❷ 筋電図で myotome や plexus の解剖を参照しながら障害部位を同定するとともに，障害の程度，時間経過を評価する．
> ❸ CMAP で障害の程度を評価する．

④ 多発ニューロパチー

　多発ニューロパチー polyneuropathy の電気生理診断は，1）病変が末梢神経に存在することの確認，2）左右対称性の障害（polyneuropathy）か障害の分布が極めて不均一（mononeuritis multiplex）か，3）末梢神経の病変が遠位優位か，近位優位（polyradiculoneuropathy）か，4）運動神経優位か，感覚神経優位か，5）病態が軸索障害 axonopathy か脱髄 demyelination か，6）障害の程度と時間的経過，などを明らかにすることです[11〜13]．通常は電気生理検査で polyneuropathy の病因を明らかにすることは困難です．しかし Guillain-Barré 症候群（GBS）や慢性炎症性脱髄性多発ニューロパチー chronic inflammatory demyelinating polyneuropathy（CIDP）のように，病歴，神経所見と電気生理検査の所見からほぼ診断がつくこともあります．

A 神経伝導検査

　神経伝導検査はできるだけ多くの神経で行うことが重要ですが，ルーチンには一側で行い，上肢は正中神経，尺骨神経の MCS, F 波, SCS を，下肢では脛骨神経，腓骨神経の MCS, F 波, 腓腹神経の SCS を行います．一般に polyneuropathy では，障害は長い神経ほど強いことが多く（length-dependent），下肢の方が障害が強くなります．また，通常遠位部の障害が強くなりますが，もし末梢の伝導検査の異常よりも F 波の異常（F 潜時の延長，消失）などが強ければ，近位部の障害（polyradiculoneuropathy）が考えられます．ルーチンの神経伝導検査が正常な場合でも，例えば small-fiber neuropathy や autonomic neuropathy は否定できないことに注意が必要です．

　神経伝導検査の重要な点は，病態は軸索障害が主体か脱髄などの髄鞘障害が主体かがわかることです．軸索障害が主体であれば，CMAP や SNAP の低下，消失がみられますが，伝導速度，潜時の延長は通常正常で，軸索障害が高度になって初めて MCV, SCV の軽度低下や DL の軽度延長がみられます．軸索障害は SNAP の方が CMAP よりもより鋭敏に反映します．しかし CMAP での伝導ブロックや異常な時間的分散 temporal dispersion はみられません．一方，髄鞘障害では CV の低下や DL の延長が明らかにみられます（詳細は第 1 部第 2 章「神経伝導検査」〈p.22〉を参照して下さい）（**表 1-5**）．

B 筋電図

　筋電図検査は軸索障害の程度と時間経過を知ることができます．length-dependent axonopathy では，筋電図異常はより遠位の筋で異常が強くなりますので，下腿筋などで異常がみられない場合は，abductor hallucis のような，より遠位筋での筋電図が必要です．demyelinating neuropathy では筋電図異常は軽度ですが，通常は髄鞘のみが単独で障害が起こることはなく，筋電図異常があるからといって脱髄疾患を否定することはできず，神経伝導検査との比較が重要です．

表 1-5　axonal neuropathy と demyelinating neuropathy の鑑別の目安

	axonal	demyelinating
CV	>70%	<70〜80%
DL	<130%	>125〜150%
CMAP, SNAP	<70%	>70% 軸索障害ありならさらに低下
temporal dispersion	なし	あり
conduction block	なし	あり（後天性） なし（遺伝性）
F-wave	latency 正常，頻度の減少あり	>120〜150%
Needle EMG	fibrillation potential 神経原性 MUP（遠位＞近位）	軸索障害を伴った場合，その程度による異常

（Ross MA: Electrodiagnosis of peripheral neuropathy. Neurol Clin 30: 529-549, 2012 より作成）

polyneuropathy の電気生理診断手順

1. 一側上下肢の神経伝導検査，F 波検査（median, ulnar, peroneal/fibular, tibial, sural）を行う．
2. 神経伝導検査異常が下肢優位でなく，また異常が上肢神経間でほぼ均一でない場合，対側の神経伝導検査を考慮する．
3. 遠位筋での筋電図を上下肢で行う．もし伝導検査で近位部の障害（polyradiculopathy）が想定される場合は，傍脊柱筋の筋電図も考慮する．
4. polyneuropathy が臨床的に十分疑われ，神経伝導検査，筋電図が異常を認めない場合，自律神経検査，神経生検を考慮する．

5　単ニューロパチー

　電気生理検査は上下肢の単ニューロパチー mononeuropathy の診断には，極めて鋭敏で有用な検査になります．特に頻度の多い手根管症候群，肘部尺骨神経麻

痺，腓骨神経麻痺などでは治療方針の決定にも必要となります．電気生理検査を行うことにより，1）病変部位の同定，2）病変が脱髄なのか軸索障害なのか，3）障害の程度と予後の予測などが明らかになります．近年，神経超音波検査が病変部位の評価に有用であることが多く報告されていますが，電気生理検査は神経機能をみているのに対し，神経超音波検査は構造的変化をみているのであり視点が異なります．より詳細な診断にはこの両者を併せて検査することが勧められます．

Ⓐ 神経伝導検査

　障害が予想される神経のMCSでは，障害部位を挟む刺激で伝導速度の低下，伝導ブロックの有無から圧迫性病変が存在するかどうかを知ることができます．また末梢でのCMAP振幅の低下から軸索障害の程度を知ることができます．さらにSCSでのSNAPの低下，消失からより鋭敏に軸索障害の有無がわかります．例えば手根管症候群の場合は，まず正中神経SCSで手根管を挟む部位のSCVの低下がみられます．軸索まで障害が及ぶと，まずSNAPの低下がみられ，さらに高度となるとCMAPの低下をきたします．より鋭敏な検査は手首で正中神経と尺骨神経をそれぞれ刺激し，環指でSCVやSNAPを比較する方法です．これで手根管症候群で障害される正中神経の単神経障害を証明できます[14]．

　もう一つ重要なことは，局所性の圧迫病変であれば，第Ⅰ部第5章に述べたように短い距離で刺激しCMAPを記録するinching studyが長い距離でみるよりも鋭敏であり，病変部位の特定に有用です．肘部管症候群や腓骨神経麻痺では圧迫が起こりやすい部位を挟んでinching studyを用いることで，病変部位を特定します[15, 16]．

　ここでは特定のmononeuropathyについての説明はしませんので，第Ⅰ部第5章（p.144）や第Ⅱ部第2章（p.187）を参照してください．

Ⓑ 筋電図

　筋電図検査では，軸索障害の有無と時間経過を知ることができます．もし障害が急性であった場合，記録筋からの長さにもよりますが，一般的には少なくとも1〜2週間しないと，病変部位より末梢の筋では異常を検出できないことがあり

ますので注意が必要です．また後骨間神経麻痺のような神経伝導検査が難しい単神経障害では，神経の分岐するレベルと支配筋の筋電図所見を比べながら障害部位を明らかにすることもあります．

mononeuropathy の電気生理診断手順

1. 障害が予想される神経での MCS，SCS で病変の有無を明らかにする．また他の神経の伝導検査を行い，polyneuropathy ではないことを確認する．
2. 障害神経が明らかになったら，inching study などで病変部位を明らかにする．
3. 病変部位の病態および軸索障害の程度を考える．
4. 筋電図で軸索障害の有無と時間的経過を考える．
5. 神経伝導検査が難しい単神経障害では，筋への神経の分布の仕方から筋電図で病変部位を予測する．

6 筋疾患

ミオパチー myopathy の診断には，神経所見，血清 CK などの血液生化学検査，筋生検による筋病理検査とともに，電気生理検査が必要となります[17]．しかし，一般的に電気生理検査は myopathy の病因診断にはあまり寄与しません．電気生理検査の役割を表 1-6 に示します．

A 神経伝導検査

通常 myopathy の診断には必須ではなく，神経原性筋萎縮の鑑別に必要となります．myopathy でも筋萎縮が強い場合は CMAP が低下する場合がありますが，

表 1-6 ミオパチーにおける電気生理検査の役割

1. 近位筋の筋力低下を示す運動ニューロン疾患，神経筋接合部疾患などとの鑑別
2. 炎症性疾患などでの治療効果の判定
3. ミオトニー症候群の診断
4. 筋生検に適した筋の選別

SNAP 振幅は正常です．

ⓑ 反復神経刺激検査

　myopathy はまれに神経筋接合部疾患との鑑別が重要となる場合があり，ときに反復神経刺激検査 repetitive nerve stimulation study（RNS）が必要ですが，通常は正常です．ただし筋チャネル病では異常を認めることがあり，臨床症状を加味して考える必要があります．

ⓒ 筋電図

　筋原性 MUP が特徴的で，多くの筋を検索することで障害の分布をある程度知ることができます．myopathy の初期や軽症の場合，筋原性 MUP はみられず，rapid recruitment のみが見られる場合があります．その場合は CK などの他の検査所見と併せて判定する必要があります．rapid recruitment はわずかな力で多くの MUP が参加してくるために，ときに個々の MUP の評価が困難な場合があります．この際はより弱い収縮を行わせる必要があります．また内分泌性，代謝性ミオパチーやステロイドミオパチーなどでは，筋力低下があるにもかかわらず，筋原性 MUP がみられない場合があることに注意が必要です[18]．一方，高度の神経筋接合部疾患でも，筋原性 MUP がみられることに注意が必要です．

一口メモ

fibrillation potential を伴う myopathy

　myopathy の中で，炎症性ミオパチー，筋ジストロフィー，筋の外傷，critical illness myopathy などでは fibrillation potential がみられることが少なくありません．このような病態では，fiber necrosis, fiber splitting, 筋接合部と神経末端の分離などから，いわゆる"functional denervation"が起こり，神経原性の脱神経と同じように fibrillation potential が発生します[19]．炎症性ミオパチーや critical illness myopathy では，治療とともに fibrillation potential は減少〜消失するため，病勢の把握や治療効果の判定に有用です．

myotonic discharge を伴う myopathy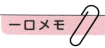

　myotonic discharge は筋膜の異常興奮により生じる特徴的な筋電図所見であり，筋膜の Na^+ チャネルや Cl^- チャネルの異常などで起こります．これがあれば，筋線維のイオンチャネルに異常があるといえますが，疾患は多岐にわたります．一般的には MUP に異常がなければ先天性ミオトニー症候群が，一方筋原性 MUP を伴えば，筋緊張性ジストロフィー，acid maltase deficiency，炎症性ミオパチーなどが疑われます．先天性ミオトニー症候群の診断には第Ⅰ部5章（p.153）で述べた exercise test が有用です．

myopathy の電気生理診断手順

1. 筋電図を筋力低下のある筋で行う．障害の分布を見るために，できるだけ上下肢の遠位筋，近位筋で検査を行う．
2. 筋電図で異常がみられないか，または異常が軽度の場合，反復神経刺激検査を行う．
3. neuromyopathy の可能性も考え，上下肢で少なくとも1神経ずつの神経伝導検査を行う．

7　神経筋接合部疾患

　重症筋無力症 myasthenia gravis（MG）や Lambert-Eaton 筋無力症候群 Lambert-Eaton myasthenic syndrome（LEMS）などの神経筋接合部疾患には電気生理検査が必須となります．これらの疾患は筋力低下，易疲労性が主訴であり，筋疾患や運動ニューロン病，末梢神経障害との鑑別が必要となり，これにはNCS や筋電図が必要となります．一方，反復神経刺激検査は神経筋接合部疾患の診断確定に必須です[20〜22]．

Ⓐ 神経伝導検査

　SCSは正常です．MCSでは伝導速度は正常ですが，CMAPに異常がみられることがあります．CMAPは注意してみると，刺激の度に振幅の変動がみられることがあります．LEMSなどの前シナプスpresynapticの障害では，神経終末からのアセチルコリンacetylcholine（ACh）の放出が減少しているため，CMAP振幅の低下を認めます．しかし低下が軽度の場合には判断が困難なことがあり，その場合は反復神経刺激検査で運動負荷後の振幅の増加で判断します．また重症のMGで，シナプス間隙postsynaptic cleftが消失しACh受容体が著明に減少している場合もCMAP振幅の低下がみられますが，運動負荷でのCMAP振幅の増加はみられません．

Ⓑ 反復神経刺激検査

　神経筋接合部疾患の電気生理検査の中核をなす検査で，神経筋伝達機能障害の有無だけではなく，presynapseとpostsynapseの病変の鑑別も可能です．反復神経刺激検査は2〜3 Hzの低頻度刺激で行い，waningの有無を調べます（第Ⅰ部4章〈p.124〉参照）．検索する筋は，臨床的に筋力低下のある筋がよいのですが，四肢の近位筋は神経刺激によるアーチファクトが出やすく，ルーチンには検査されません．通常は1）顔面筋（眼輪筋や鼻筋），2）僧帽筋，3）小指外転筋で検査を行います．一般にCMAPが10%以上の減衰（decrement）がみられた場合を陽性とします．陽性decrementは疾患特異性ではなく，神経筋伝達機能が障害されている病態を示しているに過ぎないことに注意が必要です．presynapse異常の場合は，1発目のCMAP振幅の低下と4,5発目に最大となるdecrementがみられ，さらに随意運動負荷によりCMAP振幅の増大がみられることで診断されます．一方postsynapse異常の場合は，decrementはみられますが，通常CMAPは正常で随意収縮後のCMAPの増大はみられません．反復神経刺激検査を行う際には，ACh esterase阻害剤などの中断などが必要です．神経接合部疾患における感度は，特に全身型では80%程度と高いのですが，眼筋型では50%以下と低く，また特異度も抗AChR抗体や抗MuSK抗体よりも低くなります．最も感度が高いのは単線維筋電図です．神経筋接合部疾患以外で反復

神経刺激検査で異常がみられる疾患には運動ニューロン病，筋チャネル病などの報告があります（第Ⅰ部5章〈p.140〉参照）．

ⓒ 筋電図

臨床的に MG などが疑われ，反復神経刺激検査で decrement 陽性であれば，通常は筋電図は必要ありません．しかしときにミオパチーと鑑別困難な場合があります．針筋電図では，MUP の振幅，持続時間が変動する varying MUP が特徴的です．

> **神経筋接合部疾患の電気生理診断手順**
>
> ❶ 反復神経刺激検査を facial nerve – orbicular oculi, accessory nerve – trapezius, ulnar nerve – ADM 記録で行う．MG では必ずしも運動負荷を加える必要はないが，LEMS では運動負荷後の記録が必須．
> ❷ MG が強く疑われ，反復神経刺激検査で異常がない場合，抗 ChE 剤投与の有無を確認し，場合によっては single fiber EMG を考慮する．
> ❸ 筋萎縮を伴う場合，筋電図検査を行う．

●文献

1) Meriggioli MN, Rowin J, Sanders DB: Distinguishing clinical and electrodiagnostic features of X-linked bulbospinal neuronopathy. Muscle Nerve 22: 1693-1697, 1999.
2) de Carvalho M, Kiernan MC, Swash M: Fasciculation in amyotrophic lateral sclerosis: origin and pathophysiological relevance. J Neurol Neurosurg Psychiatry 88: 773-779, 2017.
3) de Carvalho M, Dengler R, Eisen A, et al.: Electrodiagnostic criteria for diagnosis of ALS. Clin Neurophysiol 119: 497-503, 2008.
4) Costa J, Swash M, de Carvalho M: Awaji criteria for the diagnosis of amyotrophic lateral sclerosis:a systematic review. Arch Neurol 69: 1410-1416, 2012.
5) Wilbourn AJ, Aminoff MJ: AAEE minimonograph #32: the electrophysiologic examination in patients with radiculopathies. Muscle Nerve 11: 1099-1114, 1988.
6) 谷　俊一，木田和伸，武政龍一，ほか：神経根症．臨床神経生理学 41：151-156, 2013.
7) 木村　淳，幸原伸夫：神経伝導検査と筋電図を学ぶ人のために．第2版．医学書院，2010.
8) 木村　淳，幸原伸夫：神経伝導検査と筋電図を学ぶ人のために．第2版．pp.341-346, 医学書院，2010.
9) Brachial Plexus Anatomy Explained-Everything You Need to Know-Dr.Nabil Ebraheim. 〈https://www.youtube.com/watch?v=K_97C5u0JOE〉（2019年1月アクセス）
10) Ferrante MA: Brachial plexopathies: classification, causes, and consequences. Muscle Nerve 30: 547-568, 2004.

11) Ross MA: Electrodiagnosis of peripheral neuropathy. Neurol Clin 30: 529-549, 2012.
12) Gooch CL, Weimer LH: The electrodiagnosis of neuropathy: basic principles and common pitfalls. Neurol Clin 25: 1-28, 2007.
13) Kimura J: Facts, fallacies, and fancies of nerve conduction studies: twenty-first annual Edward H. Lambert Lecture. Muscle Nerve 20: 777-787, 1997.
14) 日本神経治療学会（監）：標準的神経治療：手根管症候群．4. CTSの電気診断．神経治療 25：73-79，2008.
15) 栢森良二：肘部尺骨神経障害の電気診断学．臨床神経生理学 41:172-179，2013.
16) Fridman V, David WS: Electrodiagnostic evaluation of lower extremity mononeuropathies. Neurol Clin 30: 505-528, 2012.
17) Wilbourn AJ: The electrodiagnostic examination with myopathies. J Clin Neurophysiol 10: 132-148, 1993.
18) Lacomis D: Electrodiagnostic approach to the patient with suspected myopathy. Neurol Clin 30: 641-660, 2012.
19) Stålberg E, Trontelj J, Sanders D: Single Fiber Electromyography: Studies in Healthy and Diseased Muscle. Third Edition, pp.267-283. Edshagen Publishing House, 2010.
20) 畑中裕己：重症筋無力症診断における臨床神経生理検査の感度と特異度．臨床神経生理学 46: 79-84, 2018.
21) 幸原伸夫，川本未知，石井淳子，ほか：Lambert-Eaton筋無力症候群．臨床神経生理学 44: 28-35, 2016.
22) Oh SJ, Kurokawa K, Claussen GC, et al.: Electrophysiological diagnostic criteria of Lambert-Eaton myasthenic syndrome. Muscle Nerve 32: 515-520, 2005.

症例からみる検査の選択と解釈

① 手根管症候群

症例（43歳女性）

● 病 歴

5, 6年前より左手の2, 3指がジンジンするようになり，最近，痛みも出現するようになった．たまたま新聞の紙上相談に投稿し，手根管症候群 carpal tunnel syndrome（CTS）を疑われたため，来院した．

神経学的には左母指球の筋萎縮を認め，2, 3指の他覚的感覚低下と自覚的なしびれを認めたことから CTS を疑われ，電気生理検査の依頼があった．

● 検査の選択

正中神経伝導検査を行い，手根管部の障害を確定する．

● 検査結果（表2-1）

①両側正中運動神経の distal latency の延長．

②両側正中感覚神経の palm latency の延長．左では感覚神経伝導速度 sensory nerve conduction velocity（SCV）の遅延と感覚神経活動電位 sensory nerve action potential（SNAP）振幅の低下．

右では2指での刺激で SNAP は導出不能（ND）（順行性）．

● 解釈と診断

この例では正中神経伝導検査にて，運動神経の distal latency の延長を認め，前腕（刺激1-2間）での運動神経伝導速度 motor nerve conduction velocity（MCV）は正常であることから，この時点で手首より末梢に異常を認めているこ

第Ⅱ部　神経筋疾患での電気生理診断 electrodiagnosis の進め方

表 2-1　正中神経伝導検査所見

	DL (ms)	dCMAP (mV)	MCV (m/s)	F-lat (ms)	L.palm (ms)	SNAP (μV)	SCV (m/s)
左正中神経	6.0	11.0	51.4	29.8	2.8	2.9	34.1
右正中神経	6.0	9.6	48.5	29.4	2.9	ND	

DL：distal latency，dCMAP：distal CMAP の振幅，MCV：motor nerve conduction velocity（刺激 1-2 間），F-lat：F 波 latency，L.palm：palm latency（palm-wrist 間），SNAP：sensory nerve action potentials，SCV：sensory nerve conduction velocity（2 指 -wrist 間）

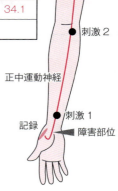

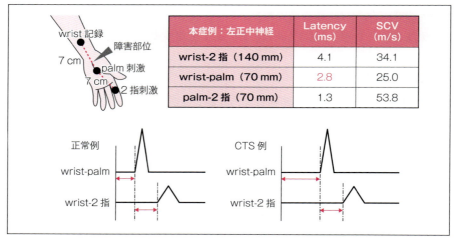

図 2-1　正中感覚神経伝導検査：2 分割法（順行性）
SNAP が導出されている例：手首（wrist）と手掌（palm），手掌と 2 指の間での潜時の比較で手首と手掌間で，潜時 1.8 ms 以上を異常としている．

とがわかり，CTS の可能性がかなり高いと考えられます．さらに図 2-1 のように，左感覚神経伝導検査にて手首から 2 指までを距離を同じ（7 cm ずつ）にして 2 分割して潜時を測定すると，明らかに手首 – 手掌の潜時が 2.8 ms と延長し

ており，手根部に障害があると考えられ，電気生理学的にも CTS と診断しました．

CTS では SNAP が導出される軽症例から，複合筋活動電位 compound muscle action potential（CMAP）も SNAP も導出されない重症例までありますが，いずれにしても電気生理学的に CTS と診断するためには手根管のある手根部に選択的に伝導障害があることを確定する必要があります[1]．

本例のように軽症で感覚神経の SNAP が導出される例では手掌を 2 分割して各潜時を比較する方法が簡便で，手根部を通る潜時が末梢部の潜時より延長していると手根部に障害があると確定できます．ただ，重症では SNAP が導出されない例も多くみられ，また，短母指外転筋 abductor pollicis brevis（APB）の筋萎縮のため CMAP も導出されない例があります．そのような例では正中神経支配の虫様筋記録（手根管部を通る）と尺骨神経支配の骨間筋記録（手根管部を通らない）の CMAP の潜時を比較する Preston 法（図 2-2）が有用です．虫様筋では APB の筋萎縮時でも CMAP が導出されることが多く，Preston 法では両神経の潜時差が 0.4 ms 以上が有意と考えられています[2]．なお，4 指が正中神経と尺骨神経の両方から支配されているため，4 指で正中神経の潜時と尺骨神経の潜時を比較する方法もあります．CTS を確定するための検査法はいくつかあり，感度と特異度がガイドラインに示されています[3]．

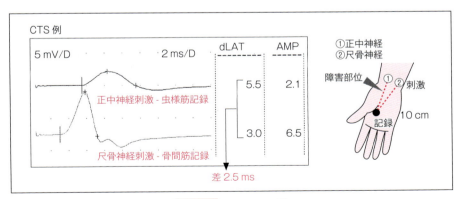

図 2-2　Preston 法

CMAP，SNAP が導出されない例：正中神経刺激（虫様筋記録）と，尺骨神経刺激（骨間筋記録）の潜時を比較する方法で，0.4 ms 以上が有意差とされる．dLAT：latency

② 肘部管症候群

症例（69才男性）
● 病　歴

　5年前に，数年前から右4, 5指がしびれるとの訴えがあり，肘部管症候群を疑って電気生理検査を行った．この時，肘部管症候群に合致する所見を認め，整形外科受診を勧められていた．しかし，その後も仕事（建設業，右利き）が忙しく，整形外科の受診ができないままで，5年が経過していた．右4, 5指のしびれがひどくなり，肘部管症候群の増悪と，左4, 5指にもしびれが出てきたため，左側の尺骨神経障害も疑われた．

● 検査の選択

　両側尺骨神経伝導検査を行い，右では5年前と比べて悪化がみられるかどうかと針筋電図での所見をみる．また，左にも肘部管症候群を認めるかどうかをみる．

● 検査結果

a. 右尺骨神経（表2-2 上段，図2-3）

　①肘上下間でのMCV遅延，CMAP振幅は肘上刺激で著明低下．
　②SNAPはND（導出不能）．
　③inching study：5年前と同様に肘と肘下6 cmの間で局所の伝導遅延，肘下3〜6 cmでCMAP振幅の低下（伝導ブロック）を認めた．

b. 右上肢の針筋電図（表2-2 中段）

　第一骨間筋 first dorsal interosseous（FDI）に安静時の fibrillation potential を認め，弱収縮時 long duration, high amplitude の運動単位電位 motor unit potential（MUP）を認め，recruitment の減少を認めた．尺側手根屈筋 flexor carpi ulnaris（FCU）では安静時の異常所見はなく，recruitmentは正常．

c. 左尺骨神経（表2-2 下段）

　右より軽症であるものの，肘上下間でのMCV遅延と肘上刺激でのCMAP振幅の軽度低下（伝導ブロック），SNAP振幅の低下を認めた．

表 2-2 尺骨神経伝導検査と針筋電図所見

右尺骨神経伝導検査						
	DL (ms)	CMAP (mV)	MCV (m/s)		SNAP (μV)	SCV (m/s)
wrist	3.7	6.1	Wri.-.Be.El 64.6		ND (5年前 1.0)	
Below elbow		4.3	Ab.E-Be.El 24.4			
Above elbow		1.4 (5年前 3.1)				

針筋電図						
	安静時 Fib	MUP			recruitment	IP
		duration	amplitude	polyphasic		
Rt. FDI	+	L+	H+	+	reduced	-2
Rt. FCU	−	N	H+	+/−	N	

左尺骨神経伝導検査						
	DL (ms)	CMAP (mV)	MCV (m/s)		SNAP (μV)	SCV (m/s)
wrist	2.9	9.3	Wri.-.Be.El 52.5		2.4	50.0
Below elbow		8.3	Ab.E-Be.El 26.1			
Above elbow		6.0				

Wri：手首，Ab.E：肘上，Be.El：肘下，L：long，H：high，Fib：fibrillation potential

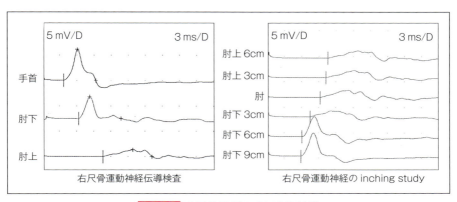

図 2-3 右尺骨神経の CMAP 波形

● 解釈と診断

　この例では職業上慢性的に肘での尺骨神経の圧迫が緩徐に起こり，肘部管症候群をきたしたものと考えられます．右利きなので，右での異常所見が優位に認められます．5年前の所見でも肘周辺の伝導ブロックと局所の伝導遅延，およびSNAP振幅の低下を認め，肘部管症候群に合致する所見でした．5年経って，CMAP振幅は肘上刺激でさらに低下しており，SNAPも導出不能となっています．ただ，針筋電図ではfibrillation potentialの所見はそれほど強くなく，圧迫による進行は緩徐であった可能性が示唆されます．また，左にも右より軽度ながら神経伝導検査にて同様の所見がみられ，肘部管症候群と診断しました．

　肘部管症候群の診断についてはinching studyで局所の伝導遅延や伝導ブロックを証明することが必須です．また，尺骨神経のSNAPが低下していて，内側前腕皮神経（肘部管を通らない）が正常であれば，肘部管症候群はさらに確定的と考えられます．また，FCUは障害されないことがほとんどで，通常針筋電図ではFDIとの解離がみられます．理由としてはいくつかあり，1）FCUへの分枝より末梢で圧迫が起こる[4,5]，2）FCUの神経束が尺骨神経の中で後外側の障害されにくい位置にある[6]，などですが，まれにvariationもあり，FCUも針筋

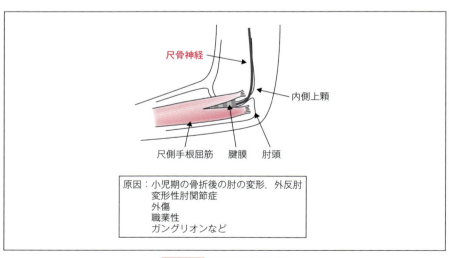

図 2-4　尺骨神経の走行

電図で fibrillation potential などの異常を示す例もあります（図 2-4）.

なお，臨床的に 4, 5 指のしびれがあって肘部管症候群が疑われるものの inching study にて局所の伝導遅延や伝導ブロックを認めないときは，Guyon 管症候群や下部頸髄根障害の可能性も鑑別にあがります．鑑別診断のフローチャートを図 2-5 に示します.

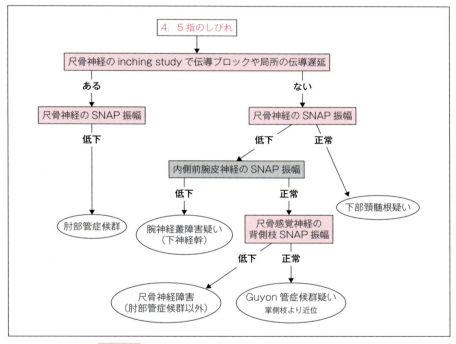

図 2-5 肘部管症候群の鑑別診断のフローチャート

③ 橈骨神経麻痺

症例（60歳女性）

●病　歴

夜9時頃肘掛け椅子でうたた寝をしていて，目が覚めたら右手に力が入らなかったため，脳梗塞を心配して救急病院を受診したが，頭部MRIでは異常を認めず，橈骨神経麻痺を疑われ，電気生理検査のために紹介された．

神経学的に右下垂手を認め（図2-6），自覚的に前腕部の橈側のしびれ感を認めた．他覚的には明らかな感覚障害は認めなかった．

●検査の選択

橈骨運動神経伝導検査を行い，伝導ブロックの有無をみる．感覚神経伝導検査を行い軸索障害がないかをみる．必要に応じて針筋電図を行う．また，他の神経障害がないかをみるために，正中神経，尺骨神経の神経伝導検査をあわせて行う．

●検査結果

①橈骨運動神経にて肘上方約11 cmから近位の刺激でCMAP振幅の低下を認め，約12 cmのところでは明らかな伝導ブロックを認めた（図2-7）．

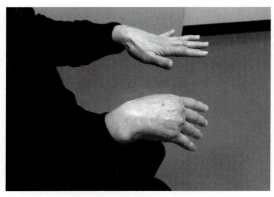

図2-6 右橈骨神経麻痺

②感覚神経は正常範囲．
③正中神経，尺骨神経では明らかな異常所見を認めなかった．
④針筋電図では総指伸筋 extensor digitorum communis にて安静時の異常なく，MUP も正常で，recruitment のみ著明に低下．
⑤治療 2 ヵ月後，橈骨運動神経伝導検査にて発症時に認めた伝導ブロックは消失し（図 2-8），臨床的にも下垂手は改善しつつある．

●解釈と診断

橈骨運動神経伝導検査にて，肘上方約 12 cm あたりで伝導ブロックを認め，橈骨神経麻痺と診断しました．

臨床的には橈骨神経麻痺は通常，過度の飲酒や術中の麻酔時の肢位不良の時に，

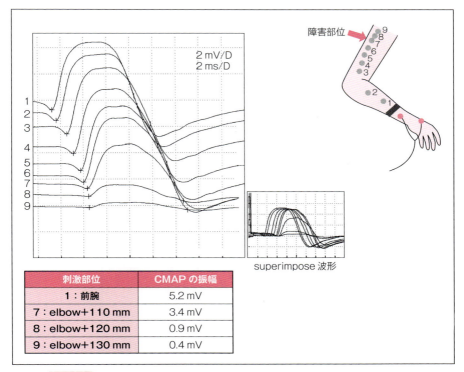

図 2-7 右橈骨運動神経伝導検査：CMAP の波形と振幅（発症 6 日目）

spiral groove（最も多い好発部位）で橈骨神経が圧迫されて，麻痺が起こります．この患者さんのように疲れて熟睡していたため，肘掛けでの圧迫に気付かず，麻痺が起こった例もまれにみられます．通常は髄鞘のみ障害されることが多いため，一般的には数ヵ月以内で回復していきます．圧迫が長く続き，一部軸索まで障害が及べば回復には時間がかかります．軸索障害を伴っているかどうかは針筋電図が必要ですが，発症初期には fibrillation potential の所見は認めず，3 週間ぐらい経って発現してきます（第Ⅰ部 3 章「筋電図検査」〈p.74〉を参照）ので，初期の判定には注意が必要です．

橈骨運動神経伝導検査は近位部刺激が手技的に難しく，特に三角筋基始部あたりでの刺激は最大の刺激をしても，刺激が不十分なことがあり，見かけ上ブロック様にみえることがしばしばありますので，時間をかけて判定します．なお，腋窩での刺激が有用な例もあります．

また，橈骨神経麻痺の時は同時にしばしば指の開閉ができなくなるため，一見尺骨神経麻痺を合併しているように思われ，腕神経叢障害や頸椎障害と混同されることがありますので，その場合は尺骨神経の伝導検査も必要となります．

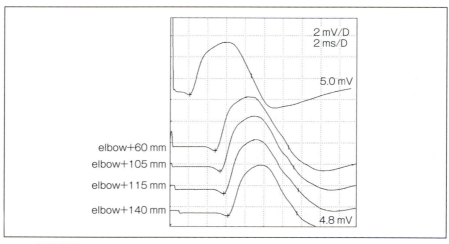

図 2-8 右橈骨運動神経伝導検査：CMAP の波形と振幅（発症 2 ヵ月後）

④ 腓骨神経麻痺

症例（53歳男性）
● 病　歴
　夜，深酒（ワイン2本とかなりの量の焼酎を飲んだ）をして，そのまま，10時間以上眠ってしまった．翌日朝，右下腿〜足のしびれと右足首が背屈しにくかったため，整形外科を受診したが，腰椎MRIでは異常なく，腓骨神経麻痺を疑われて，電気生理検査の依頼で紹介された．神経学的には鶏歩様で右足首の背屈が困難で，足背の感覚低下を認めた．

● 検査の選択
　好発部の腓骨頭での伝導ブロックがないかをみるために右腓骨運動神経伝導検査を行う．

● 検査結果（表2-3）
①腓骨頭上刺激でCMAP振幅の低下を認め，腓骨頭下刺激の振幅は正常．
②腓骨頭上下間でのMCVの遅延を認める．

● 解釈と診断
　この症例では足首刺激でのCMAP振幅に対し，腓骨頭上刺激での振幅は著明低下していました．腓骨頭での伝導ブロックを想定し，腓骨頭下での刺激を行い，

表2-3　右腓骨運動神経伝導検査所見

		DL (ms)	CMAP (mV)	MCV (m/s)	SNAP (μV)	SCV (m/s)
右腓骨神経	足首	4.6	4.9		4.9	43.8
	腓骨頭上		0.6			
	腓骨頭下		4.8			
足背-腓骨頭下 腓骨頭上-下				45.9 28.4		

腓骨頭下刺激でのCMAP振幅は足首刺激のCMAP振幅と変わらなかったため，腓骨頭での伝導ブロックと考えられました．また，腓骨頭上下でのMCVは28.4 m/sと伝導遅延を認め（表2-3, 図2-9），電気生理学的にも右腓骨神経麻痺に合致すると考えられました．

　腓骨神経は腓骨頭のところで表面近くの浅いところを通りますので，その部位が圧迫の好発部位となります．足首刺激のCMAP振幅に対し腓骨頭上刺激でCMAP振幅の低下がみられた際には，腓骨頭下でも刺激を行って腓骨頭での伝導ブロックの有無を判断します．

　ときにaccessory deep fibular（peroneal）N.（短趾伸筋が一部浅腓骨神経から外顆後方を通って支配される）がある例では腓骨神経麻痺の神経伝導検査には注意が必要で，足首足背部の刺激でのCMAPの振幅と腓骨上でのCMAPの振幅が同程度になり，伝導ブロックがあるかどうかの判定が困難なことがあります．その際は，accessory deep fibular（peroneal）N.の存在を考えて，外顆後方でも刺激をしてみて，CMAPが得られないか確認します（図2-10）．

　腓骨神経麻痺は通常は髄鞘のみの障害ですが，圧迫が強いとさらに軸索まで障害が及び，足首刺激でのCMAPも低下します．腓骨神経のCMAP振幅は個人差が大きいため，左右のCMAP振幅を比較し，健側の50%以下であれば異常と考えます．

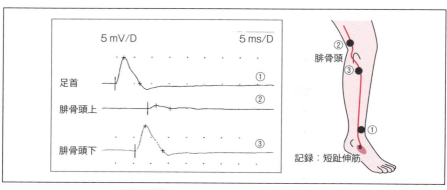

図2-9 右腓骨運動神経のCMAP波形

第2章 症例からみる検査の選択と解釈

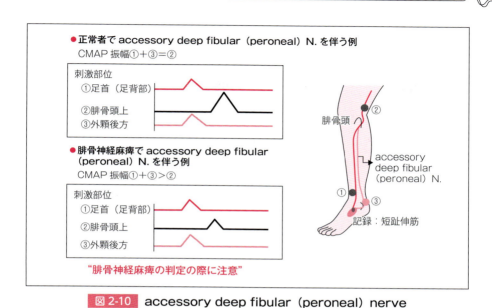

図2-10 accessory deep fibular (peroneal) nerve

　なお，伝導ブロックが腓骨頭で明らかでないときは，さらに上位での腓骨神経障害や腰髄根障害などの鑑別のために針筋電図が必要となります．

5 糖尿病性神経障害

症例（53歳女性）
● 病　歴
　X-1年前から下肢のだるさが出現していたため，X年4月に病院を受診し，糖尿病（HbA1c：13.3）を指摘され，内服治療を開始された．ただ，7月には右下肢のだるさが再燃し，また，9月（HbA1c：5.8）から両下肢，臀部のだるさを伴う筋力低下と両下肢のしびれ，両側背中から腹部に帯状の感覚低下と鈍痛が出現した．11月に原因精査のため神経内科に紹介された．

　神経学的に上肢では腱反射減弱ないし消失，下肢では腱反射消失し，両下肢の筋力低下（近位筋優位）と右下肢大腿部の筋萎縮，腹部に帯状の感覚低下を認めた．糖尿病性末梢神経障害の可能性と腹部症状の精査のため，電気生理検査を依頼された．

● 検査の選択
　末梢神経障害の有無をみるために神経伝導検査を行い，下肢近位筋萎縮と腹部症状については神経根障害の可能性を考えて針筋電図を行った．

● 検査結果
a．初回（神経内科受診時）の神経伝導検査と針筋電図（表2-4，表2-5上段）
　①正中神経：distal latencyの延長，SNAP振幅の低下とSCV遅延
　　尺骨神経：distal latencyの延長，MCV遅延とF波潜時の延長
　　脛骨神経：MCV遅延とF波潜時の延長
　　腓腹神経：SNAP振幅の低下とSCV遅延を認めた．
　②針筋電図では下肢近位筋と傍脊柱筋（胸椎中下部）にてfibrillation potentialを認めた．

b．4ヵ月後（糖尿病性神経根障害の治療後）の針筋電図（表2-5下段）
　①針筋電図では下肢近位筋のfibrillation potentialは消失し，傍脊柱筋のfibrillation potentialも減少傾向を示した．

表2-4 神経伝導検査所見(初回)

	DL (ms)	dCMAP (mV)	MCV (m/s)	F-lat (ms)	SNAP (μV)	SCV (m/s)
右正中神経	4.7	7.7	50.2	27.2	2.1	34.6
右尺骨神経	3.9	4.9	40.1	30.7	5.1	47.6
右脛骨神経	5.1	4.9	40.5	53.4		
右腓腹神経					2.7	38.0

表2-5 針筋電図所見

		安静時 Fib	MUP duration	MUP amplitude	MUP polyphasic	recruitment	IP
初 回							
Lt. Tibialis anterior		−	N	N	+/−	N	
Lt. Rectus femoris		+	L+	H+	1+	reduced	−1
Lt. Iliopsoas		++	N	N	1+(unstable)	reduced	−1
Lt. Th-para-12		++					
Lt. Th-para-10		++					
Lt. Th-para-8		+					
Rt. Th-para-12		++					
Rt. Th-para-10		++					
Rt. Th-para-8		+					
治療4ヵ月後							
Lt. Rectus fem		−	N	N	1+	reduced	−2
Lt. Iliopsoas		−	L+	H+	1+(unstable)	reduced	−1
Lt. Th-para-12		+					
Lt. Th-para-10		+					
Lt. Th-para-8		−					

Th-para：thoracic paraspinal muscle，L：long，H：high，IP：interference pattern

●解釈と診断

　初回の検査にて，神経伝導検査では糖尿病性末梢神経障害と診断され，正中神経では手根管部での圧迫を伴っている可能性が考えられます．また，腹部症状は

針筋電図の所見から糖尿病性神経根障害（糖尿病性筋萎縮症）が疑われました．

糖尿病性神経根障害（糖尿病性筋萎縮症）に対して治療（血糖コントロールやintravenous immunoglobulin〈IVIg〉，対症療法など）が行われ，4ヵ月後針筋電図のfibrillation potentialは消失ないし減少して，臨床的にも下肢近位筋の筋力低下は改善傾向にあり，腹部の異常感覚は消失しました．しかし両下肢末梢のしびれは持続していました．

糖尿病性末梢神経障害における神経伝導検査では，最初の鋭敏な所見は脛骨神経のF波の延長や腓腹神経のSNAP振幅低下といわれています[7]．罹病期間が長期にわたると軸索障害が起こり，SNAP振幅の低下が進んでいきます．さらに進行していくと伝導速度の遅延とCMAPにも振幅低下をきたします．一方，初期には高血糖による神経浮腫などの原因で，高頻度に手根管部での圧迫が認められ，コントロール不良で高血糖の状態が長く続く例ではdiffuseに神経伝導遅延のみをきたす例がときにみられます．このように糖尿病性末梢神経障害は代謝異常による伝導遅延と進行する軸索障害の2つの側面をもっています[8]．

糖尿病性根障害は血糖コントロール不良か，急速な血糖コントロール後にまれに発症します．糖尿病罹病期間とは関連しないとされていて，病態機序として神経根・神経叢の微小血管炎が想定され，成因として自己免疫異常によることが想定されています[8]．神経根障害の電気生理診断には傍脊柱筋の針筋電図が重要です．

6 ギラン・バレー症候群

症例（65歳男性，AMAN）

● 病　歴

　生の魚介類を食べた翌日から発熱し，下痢を起こした．その後10日目から，四肢の脱力をきたし，車の運転時クラッチが踏みづらくなり，ハンドル操作がしにくくなった．11日目からは階段の昇降ができなくなり，また起き上がれなくなるなどの筋力低下が増悪してきた．

　整形外科を受診したが，整形外科的疾患は否定され，ギラン・バレー症候群 Guillain-Barré syndrome（GBS）を疑われて，神経内科に紹介された．

　神経学的には四肢筋力低下，歩行不能，握力0kgで，アキレス腱反射減弱し，その他の反射は正常範囲であった．他覚的感覚障害は認めなかった．

● 検査の選択

　一側上下肢の神経伝導検査にて，末梢神経障害の有無とその病態を調べる．

● 検査結果

a．神経伝導検査

　発症（四肢脱力）4日目：（**表2-6**上段）

①すべての運動神経にて，近位のCMAP振幅の低下（伝導ブロック）

②尺骨神経のMCVの軽度遅延，F波潜時の軽度延長

③上下肢の感覚神経は正常範囲で，SNAP振幅も保たれていた

　発症10日目：4日目と比べての変化（**表2-6**下段）

①近位，遠位ともにCMAP振幅の著明低下をきたした

②尺骨神経MCV遅延の軽度悪化

③脛骨神経MCVの軽度遅延

④F波の出現頻度の低下（**図2-11**）

　発症22，29日目：数値上は10日目と大きな変化はなかったが，F波の変化を認めた（**図2-11**）．

表2-6 神経伝導検査

	DL (ms)	dCMAP (mV)	pCMAP (mV)	MCV (m/s)	F-lat (ms)	F-freq (%)	SNAP (μV)	SCV (m/s)
発症4日目								
右正中神経	3.5	6.5	3.4	51.2	26.3	75	16.1	50.0
右尺骨神経	3.1	5.5	2.0	45.2	29.3	43.8	12.8	50.0
右脛骨神経	5.2	5.4	2.7	45.3	47.6	100		
右腓腹神経							10.7	40.9
発症10日目								
右正中神経	3.8	1.9	2.0	48.0	28.7	31.3	33.0	47.2
右尺骨神経	3.2	0.8	0.7	35.1	31.7	18.8	22.6	48.0
右脛骨神経	4.3	1.3	0.9	40.4	51.1	100		
右腓腹神経							19.6	40.9

pCMAP：proximal CMAP の振幅　F-freq：F 波 frequency

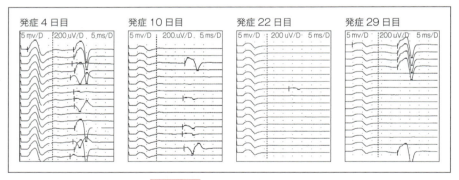

図2-11 正中神経 F 波の推移

b. 針筋電図（表2-7）

発症4日目：安静時の異常は認めず．

発症29日目：著明な fibrillation potential を認め，MUP は FDI にて long duration, high amplitude で，FDI と前脛骨筋 tibialis anterior（TA）で polyphasic MUP

表2-7 針筋電図所見

筋名	安静時 Fib	MUP duration	MUP amplitude	MUP polyphasic	recruitment	IP
発症4日目							
Rt. TA	−	L+/−	N	+	reduced	−2
発症29日目							
筋名	安静時 Fib	duration	amplitude	polyphasic	recruitment	IP
Rt. FDI	++	L+	H+	++ unstable	reduced	−2
Rt. TA	++	N	N	++ unstable	reduced	−3

L：long, H：high, TA：tibialis anterior

の増加，一部に unstable polyphasic MUP を認め，軸索の障害が考えられた．

● 解釈と診断

　この症例は発症4日目には伝導ブロックと考えられる所見を呈し，はじめ acute inflammatory demyelinating polyneuropathy（AIDP）と考えられました．しかし，その後の神経伝導検査の follow up で CMAP 振幅は distal でも著明に低下し，一方，感覚神経伝導検査所見は正常であり，acute motor axonal neuropathy（AMAN）と診断しました．

　なお，図2-11 は発症4日目から29日目のF波の変化で，発症4日目はほぼ正常の波形で出現頻度も良好ですが，その後出現頻度が徐々に低下し，29日目には repeater F 波か A 波か判断しにくい同じ形の波形が出現しています．

　GBS は脱髄型の AIDP と軸索型の AMAN および acute motor and sensory axonal neuropathy（AMSAN）に分けられます．

　神経伝導検査の所見は，AIDP は伝導速度系の異常と伝導ブロックを認めます[9]．AIDP では発症初期からある程度進行している時期まで，神経伝導検査を行った時期によって得られる所見は多少異なります．超初期では正中・尺骨感覚神経の方が腓腹神経に比べて異常が出やすく，normal sural and abnormal median sensory response あるいは sural sparing といわれています[10,11]．また，超初期

ではF波の波形だけが異常のこともあります.

　一方，AMANでは神経伝導検査の所見はCMAP振幅の低下が主体で，伝導速度遅延があまり目立たないのが特徴です．これはAMANでは軸索膜に障害の主座があり，axonal conduction block（第Ⅰ部2章「神経伝導検査」〈p.22〉を参照）によるものと考えられています．軸索変性に陥れば，CMAP振幅は低下したまま長く続き，治療により比較的早期に回復すればCMAP振幅は改善し，reversible conduction failureと呼ばれます[10, 11]．AMANでは経過の中で軸索変性に陥るか，あるいは変性に陥らず急速な回復に向かうかで予後が決まるため，3週間後ぐらいまでは神経伝導検査で経過を追う必要があります．

慢性炎症性脱髄性多発ニューロパチー

症例（64歳男性）

● 病　歴

　生来健康であったが，今年2月頃より小さな段差でつまずくようになり，膝折れがするようになった．その後徐々にタオルが絞りにくくなり，そのうちに腕が上がらず，頭を洗うことが困難となった．脳外科と整形外科を受診し，頭部，頸部MRIでは異常はなかった．その後筋力低下は徐々に進行し，階段を上がれず，しゃがみ立ちができなくなったため，5月に神経内科を受診したところ，creatine kinase（CK）：244だったため，筋疾患や末梢神経障害を疑われて，電気生理検査のため紹介となった．

　神経学的には四肢にびまん性の筋力低下，握力右7.6 kg，左7.5 kg，他覚的感覚障害なし．小脳失調症状なし．しゃがみ立ち不能．かかと立ち不能．腱反射減弱．

● 検査の選択

　神経伝導検査と針筋電図を行う．

● 検査の結果

a. 神経伝導検査（表2-8 上段，図2-12）

①上肢の運動神経にて distal latency の延長と，近位の CMAP 振幅低下：CMAP 振幅比（%amp）の異常（伝導ブロック）
②近位の CMAP の temporal dispersion（下肢＞上肢）（図2-12）
③上下肢の MCV 遅延と F 波潜時延長
④正中神経の SCV の軽度遅延

b. 針筋電図

　CK がやや異常であったため筋疾患が疑われて行ったが，安静時の異常なく，筋原性変化も認めなかった．

表 2-8 神経伝導検査所見

	入院時							
	DL (ms)	dCMAP (mV)	pCMAP (mV)	(%amp)	MCV (m/s)	F-lat (ms)	SNAP (μV)	SCV (m/s)
右正中神経	7.2	4.5	3.2	−29	30.7	39.2	5.5	42.4
右尺骨神経	3.9	6.2	4.2	−32	40.6	39.5	4.5	60.6
右脛骨神経	4.7	7.1	4.1	−42	37.7	62.6		
右腓骨神経	6.8	1.5	1.1	−27	36.8	69.0		
右腓腹神経							8.1	50.0

	治療3ヵ月後							
	DL (ms)	dCMAP (mV)	pCMAP (mV)	(%amp)	MCV (m/s)	F-lat (ms)	SNAP (μV)	SCV (m/s)
右正中神経	6.0	4.7	4.2	−11	35.2	38.0	4.5	46.7
右尺骨神経	4.2	5.9	4.4	−25	43.2	35.0	5.0	52.2
右脛骨神経	5.8	8.0	7.7	−4	43.2	56.6		
右腓骨神経	6.4	3.3	2.3	−30	35.6	58.3		
右腓腹神経							7.6	43.8

●解釈と診断

　神経伝導検査にて，神経によりばらつきのある伝導遅延と伝導ブロック，temporal dispersion を認めたことから，後天性脱髄性末梢神経障害と考えられました．発症前の明らかな感染などのエピソードもなく，経過から慢性炎症性脱髄性多発ニューロパチー chronic inflammatory demyelinating polyneuropathy（CIDP）と診断されました．神経伝導検査は入院時と免疫療法3ヵ月後の2回行い，3ヵ月後の所見では伝導遅延の軽度改善，%amp（伝導ブロック）の軽度改善を認めています（表 2-8 下段）．

　この症例は電気生理学的には伝導遅延も伝導ブロックや temporal dispersion もそれほど強くなく，軽症の CIDP と考えられました．また，治療が奏効し，3ヵ月後には筋力の改善を認めましたが，臨床的な改善にもかかわらず神経伝導検査では異常が残存しています．急性発症の場合，AIDP との鑑別が困難な例もあ

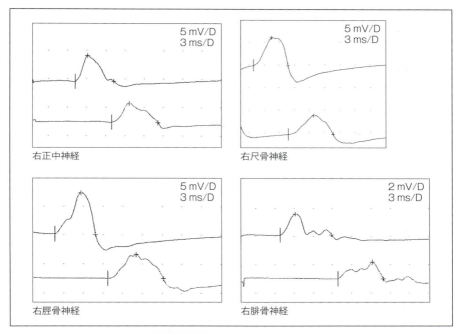

図 2-12 入院時 CMAP 波形

りますが，一般に CIDP のほうが伝導速度の遅延がより高度で，重症例や進行例では SNAP 振幅は導出不能となることもよくみられます．伝導速度の遅延や temporal dispersion は遷延することが多く，再燃すると伝導ブロックの増強などが認められます．また，Charcot-Marie-Tooth 病（CMT）などの先天性髄鞘障害とは 1）伝導ブロックがあること，2）神経間で伝導異常にばらつきがあることなどで鑑別されます．また，伝導ブロック，temporal dispersion の判定には数値だけでなく，波形の観察が必要です．

8 血管性ニューロパチー

症例（54歳女性）

● 病　歴

　X-1年の春頃より発作性の呼吸困難のため，喘息と診断され，加療により症状は改善した．X年初夏，呼吸困難が悪化し，階段昇降にて息切れを自覚．同時に全身倦怠感とともに起床時に左足趾から下腿外側にかけて筋けいれんが起こり，その後徐々に同部位の感覚鈍麻，両足関節痛が出現した．左下肢の筋力低下が出現し，はじめ整形外科を受診した．下肢の症状に対して脳外科，整形外科にて明らかな異常を指摘できず，しばらく経過をみることになったが，しびれが強くなり，筋力低下も進行してきたため，神経内科に紹介された．

　血液検査：WBC12,000/μL，好酸球35%，CRP 3.23 mg/dL，ESR 60分86 mm，IgE 715 IU/mL

● 検査の選択

　臨床症状，喘息，血液検査より好酸球性多発血管炎性肉芽腫症 eosinophilic granulomatosis with polyangiitis（EGPA）と診断され，軸索型の末梢神経障害が疑われたため，ただちに四肢の神経伝導検査を行った．
　また，軸索障害の程度をみるために針筋電図を行った．

● 検査結果

a. 初回神経伝導検査（発症から約2ヵ月後）（表2-9上段）
　①左脛骨神経：CMAP振幅の著明低下，MCVの軽度遅延
　②右脛骨神経：正常
　③左腓骨神経：導出不能
　④右腓骨神経：CMAP振幅の低下（生理的低下の可能性もあり），SNAPは導出不能
　⑤左腓腹神経：導出不能
　⑥右腓腹神経：SNAP振幅の低下（左右差あり）

表 2-9 神経伝導検査所見

初回検査：発症 2 ヵ月後

	DL (ms)	dCMAP (mV)	pCMAP (mV)	MCV (m/s)	F-lat (ms)	SNAP (μV)	SCV (m/s)
左脛骨神経	5.0	0.05	0.02	39.7			
右脛骨神経	3.4	9.1	6.3	45.9	41.8		
左腓骨神経		ND				ND	
右腓骨神経	4.2	1.1	0.9	46.8		ND	
左腓腹神経						ND	
右腓腹神経						4.9	49.3

発症 1 年後

	DL (ms)	dCMAP (mV)	pCMAP (mV)	MCV (m/s)	F-lat (ms)	SNAP (μV)	SCV (m/s)
左脛骨神経	3.7	0.6	0.5	42.1			
右脛骨神経	3.5	10.3	7.3	48.1	42.0		
左腓骨神経	5.8	0.1	0.1	39.1			
右腓骨神経	3.9	1.0	0.9	48.8		ND	
左腓腹神経						2.0	51.8
右腓腹神経						4.0	53.8

b. 針筋電図（表 2-10）

下肢遠位筋にて，神経伝導検査で異常のみられた神経の支配筋で fibrillation potential を認め，recruitment の減少を認めている．

c. 発症 1 年後の神経伝導検査（表 2-9 下段）

①左脛骨神経：CMAP 振幅は若干の改善，distal latency の軽度改善
②左腓腹神経：SNAP 振幅の軽度改善，その後 2 年後までは全体的に大きな変化は認めず

● 解釈と診断

神経伝導検査では CMAP 振幅低下，SNAP の導出不能など軸索障害が前景にあり，伝導速度は比較的保たれていて，しかも神経によりばらつきを認めること

表2-10 初回検査時の針筋電図所見

筋名	IA	安静時 Fib	MUP duration	MUP amplitude	MUP polyphasic	recruitment	IP
Lt. Gastrocunemius MH	+	++	L+	H+	+	reduced	−3
Lt. Tibial Anterior	+	+++		ND			
Lt. Rectus Femoris	+	−	L+	H+	+	N	
Rt. Gastrocunemius MH	+	−	N	N	−	N	−1
Rt. Tibial Anterior	+	+	L++	H++	+	reduced	−2
Rt. Peroneus Longus	+	+	L+	H+	+	reduced	−2
Rt. Rectus Femoris	N	−	N	N	−	N	
Rt. Tibial Posterior	+	−	N	N	−		

Gastrocunemius MH：gastrocunemius medial head，IA：insertional activity

から，多発単神経障害と考えられます．臨床的にも典型的なEGPAの症例で，喘息の悪化とともに末梢神経障害をきたしていると考えられます．はじめ，整形外科を受診したため，そのまま経過をみることになり，診断が遅れたために軸索障害がかなり進行していて，翌年でもほとんど神経伝導検査所見の改善がみられませんでした．

臨床的にEGPAが疑われた場合はただちに診断を確定し，軸索障害の進行を一刻でも早く食い止めるための治療に取りかかる必要があるので，診断の確定のために1日も早い神経伝導検査が必要となります．その際，症状の訴えがない神経でも異常を認めることがあるため，時間の許す限りできるだけ四肢すべてを検査することが重要です．

また，超初期には神経伝導検査の所見がまだ異常を呈さないこともあるので，EGPAによる末梢神経障害を疑う際には検査は数日毎に頻回に行って診断をできるだけ早く確定することが重要です．

遺伝性ニューロパチー

症例①（40歳男性）
● 病　歴

4年前の2月に箸が持ちにくいなどの症状が出現し，電気生理検査にて肘部管症候群の所見の他に，下肢での神経伝導検査でも異常を認めていた．その後同年5月には手の筋力は正常となったため，通常の生活を送っていたが，5月に再検された神経伝導検査では異常が残存していた（表 2-11 上段）．

本年9月，道路に30分しゃがんでいて立ち上がろうとして左足の背屈ができなくなっていた．また，以前から繰り返す手足のしびれがあったことと，妹にも同様に簡単な圧迫で麻痺が生じることがあったため，神経内科にて遺伝性疾患，hereditary neuropathy with liability to pressure palsies（HNPP）を疑われ，電

表 2-11　神経伝導検査所見

4年前の5月								
	DL (ms)	dCMAP (mV)	pCMAP (mV)	(%amp)	MCV (m/s)	F-lat (ms)	SNAP (μV)	SCV (m/s)
右正中神経	9.5	7.1	6.6	−7	41.7	40.3	1.2	20.5
右尺骨神経	4.3	12.1	4.5	−63	34.2	42.0	2.4	29.2
右脛骨神経	4.5	10.6	8.7	−18	42.4	60.0		
右腓骨神経	6.0	4.2	2.7	−36	36.9	61.9		
右腓腹神経							6.4	37.8

本年10月								
	DL (ms)	dCMAP (mV)	pCMAP (mV)	(%amp)	MCV (m/s)	F-lat (ms)	SNAP (μV)	SCV (m/s)
右正中神経	8.8	5.1	4.6	−10	40.9	43.6	ND	
右尺骨神経	4.7	6.0	4.1	−32	34.9	41.1	2.0	29.2
右脛骨神経	4.9	7.8	5.6	−28	38.5	64.3		
右腓骨神経	6.9	2.9	2.1	−28	32.9	70.6		
左腓骨神経	8.1	3.4	0.8	−74	28.1			
右腓腹神経							4.5	33.3

気生理検査と遺伝子診断のために紹介された．

●検査の選択

①腓骨神経伝導検査を行い，伝導ブロックの所見の有無をみる．

②家族歴からHNPPの可能性の有無をみるために上下肢の神経伝導検査を行う．

●検査結果

a. 今回の神経伝導検査（表2-11下段，図2-13）

①右脛骨神経以外の運動神経でDLの延長

②すべての運動神経のMCV遅延

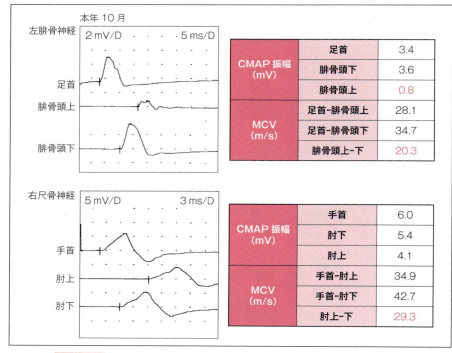

図2-13 左腓骨運動神経と右尺骨運動神経（CMAPの波形と所見）

③すべての運動神経の F 波潜時延長
④左腓骨神経での著明な伝導ブロックと腓骨頭上下での伝導遅延（図 2-13）
⑤症状のない右尺骨神経でも伝導ブロックと肘上下での伝導遅延（図 2-13）
⑥ SCV 遅延と SNAP 振幅低下ないし導出不能（ND）

b. 4 年前の神経伝導検査（表 2-11 上段）

今回と類似の伝導遅延や伝導ブロックの所見を認めていた．

● 解釈と診断

神経伝導検査にて左腓骨神経は腓骨頭での著明な伝導ブロックを認めますが，その他に症状のない神経でも MCV や SCV の遅延を広範に認め，また症状のない尺骨神経でも伝導ブロックを認めたことから，電気生理学的に HNPP に合致すると診断しました．

HNPP では腓骨神経，橈骨神経，尺骨神経など，通常の好発部位と同じ部位で，通常では起こりえないような短時間の絞扼性障害で神経麻痺が起こります．神経伝導検査所見はこの例のような伝導ブロックや伝導遅延が著明な重症の例や非常に軽症の例もありますが，神経間でその程度にばらつきがある事が特徴です[12]．検査中に過去に同じようなエピソードがなかったかを訪ねることは重要で，エピソードがあれば，その他の神経の伝導検査を行うことが必須です．また，本症は常染色体優性遺伝であり，無症状の家族でも軽症ながら神経伝導に異常を認めることもあります．このように遺伝性末梢神経障害では神経伝導検査が遺伝形式を決めるのにも有効です．

症例②（60 歳女性）
● 病　歴

子供の頃より徒歩は遅かった．5 年前から，つま先立ちがしにくくなり，ここ 2，3 年は階段の昇降に手すりが必要となった．また，1 年前からは手指の力が入りにくい．

いとこ結婚．家族の中に同様の症状の人が数人みられる．

神経内科受診にて，神経学的には上下肢末梢優位に筋力低下，腱反射消失を認

表 2-12 神経伝導検査所見

	DL (ms)	dCMAP (mV)	pCMAP (mV)	MCV (m/s)	F- lat (ms)	SNAP (μV)	SCV (m/s)
右正中神経	10.8	2.2	2.0	27.7	35.4	ND	
右尺骨神経	6.9	5.3	4.6	28.2	42.3	ND	
右脛骨神経	9.2	0.3	0.3	24.8			
右腓腹神経						ND	

め，他覚的な感覚障害はない．

家族歴から遺伝性末梢神経障害，特に Charcot-Marie-Tooth（CMT）1A が疑われて，電気生理検査となった．

● 検査の選択

上下肢の神経伝導検査を行い，CMT1A に合致する所見かどうかを検討する．

● 検査結果（表 2-12，図 2-14）

①すべての運動神経にて上下肢ともに distal latency の著明延長
②すべての神経で MCV は著明遅延し，遅延の程度は神経間でほぼ同程度
③ CMAP 振幅の低下（特に下肢）
④伝導ブロック（−）
⑤ SNAP は導出不能．

● 解釈と診断

すべての神経の distal latency の著明な延長，MCV の著明な遅延（しかも神経間で同程度），伝導ブロックの欠如，SNAP の導出不能から，CMT1A に合致する所見と考えられました．

遺伝性の末梢神経障害は，電気生理学的には大きくは髄鞘障害型と軸索障害型に分けられます．神経伝導検査にて上肢の MCV が 38 m/s より低下している場合は髄鞘障害型と診断するとの報告があります[13]．現在は遺伝子異常により多岐

第 2 章　症例からみる検査の選択と解釈

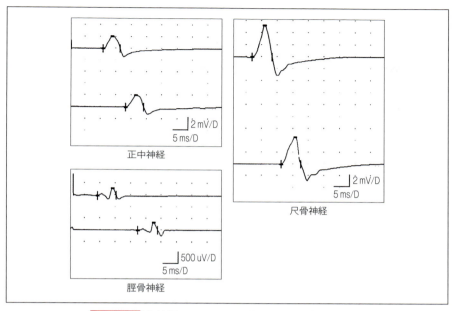

正中神経

尺骨神経

脛骨神経

図 2-14　各神経の CMAP の波形（伝導ブロック⊖）

に分類され，神経伝導検査の結果から遺伝子異常を正確に予測することは困難ですが，その中で頻度の高い CMT1A は遺伝子検索がされていなくても神経伝導検査所見からある程度診断の予測が可能です．

　CMT1A は髄鞘型の中でも他のタイプと比べて神経間での障害の均一性が高く，伝導はすべての神経で著明に遅延します．また，神経内での均一な障害のため，伝導ブロックの所見は認めないのが特徴的所見です．さらに F 波も遅延しているにもかかわらず均一に遅延するため導出されることがあります[12]．その病態は遺伝的に全身の髄鞘の発達が未熟で髄鞘の径が小さいためです（**図 2-15**）．

　また，感覚神経にて SNAP は多くは導出不能ですが，機序としては SNAP の duration は短いため，非常に伝導の遅い個々の感覚神経活動電位を総和した場合ほとんど重なり合わず（位相相殺 phase cancellation），そのため見かけ上導出不能となります．

第Ⅱ部 神経筋疾患での電気生理診断 electrodiagnosis の進め方

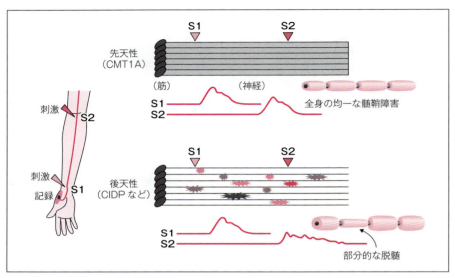

図 2-15 髄鞘障害：先天性と後天性の病態

10 筋萎縮性側索硬化症

症例（86歳男性）

●病　歴

　数年前から歩行が緩徐となっていた．1年前から両上肢の挙上困難となり，整形外科に環軸関節亜脱臼の診断で通院していたが，その後，両上肢の筋力低下が進行し，特に骨間筋や母指球筋の筋萎縮が出現し，筋萎縮性側索硬化症 amyotrophic lateral sclerosis（ALS）の可能性もあり，電気生理検査を依頼された．

　神経学的には上肢の挙上は不可で，握力は右5kg，左2kg，反射は正常であるがバビンスキー反射陽性であった．感覚障害は認めなかった．

●検査の選択

　神経伝導検査と針筋電図を行ってALSに合致するかを検討する．

●検査結果

a．神経伝導検査（表2-13）

　①正中神経と尺骨神経にて，distal latencyの延長，CMAP振幅の低下を認める

　②感覚神経はすべて正常範囲

b．針筋電図（表2-14）

　①安静時所見：施行したすべての筋でfibrillation potentialを認め，左上肢と

表2-13　神経伝導検査所見

	DL (ms)	dCMAP (mV)	pCMAP (mV)	MCV (m/s)	F-lat (ms)	SNAP (μV)	SCV (m/s)
左正中神経	4.5	2.2	1.9	61.3	28.5	5.7	51.7
左尺骨神経	3.9	2.9	2.7	53.6	28.1	11.4	47.8
左LACN						20.5	53.1

LACN：外側前腕皮神経

左下肢で fasciculation potential を認める．（図 2-16，17）

②弱収縮ではすべての筋で，long duration, high amplitude の MUP（図 2-18）と polyphasic MUP を認める．

● 解釈と診断

神経伝導検査の所見は運動神経では distal latency の延長と CMAP 振幅の低下

表 2-14　針筋電図所見

筋名	安静時 Fib		MUP duration	MUP amplitude	MUP polyphasic	recruitment	IP
Lt.Deltoid	+	FSP	L++	H+	+	reduced	−1
Lt.Biceps Brachii	++	FSP	L+	H+	+	reduced	−2
Lt.Triceps	+/−	FSP	L++	H+++	+	reduced	−2
Lt.FDI	+/−		L++	H+++	+	reduced	−1
Rt.FDI	+						
Lt. TA	+/−	FSP	L+	H++	+		
Rt.,Lt.Th-para-10	+						

FSP：fasciculation potential, Th-para：thoracic paraspinal muscle

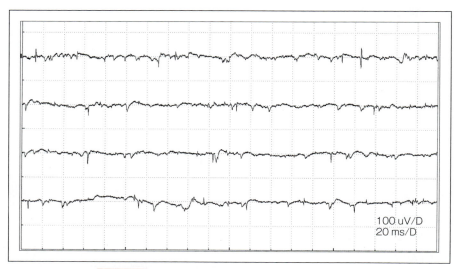

図 2-16　fibrillation potential（Lt. Deltoid）

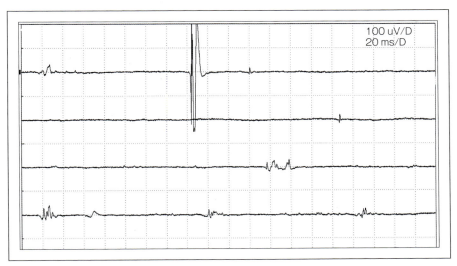

図 2-17 fasciculation potential（Lt. Biceps Brachii）

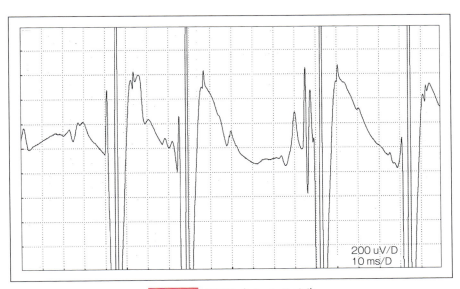

図 2-18 MUP（Lt. deltoid）

を認め，感覚神経は正常であることからALSに矛盾しない所見です．このようにCMAP振幅の低下とともにdistal latencyの延長がみられるのは，ALSでは大径有髄線維がより障害されて脱落したためにみられる所見で，脱髄とは異なる機序です．

　針筋電図にて，施行筋すべてにdiffuseにfibrillation potentialや一部にfasciculation potentialを認め，また，MUPはlong duration, high amplitude, polypasic MUPを呈することから，電気生理学的にALSに合致する所見と考えられます．

　ALSの診断は上位および下位運動ニューロン障害の両者が認められることが必須事項ですが，針筋電図の所見は下位運動ニューロン障害を検出する目的で行われます．電気生理学的criteriaとしてはAwaji基準[14]を用いることが多く，Awaji基準では1) 脳幹＋2脊髄領域，あるいは2) 3脊髄領域で異常があればdefiniteとされています．検査筋としては頸髄領域では上腕筋（上腕二頭筋など），前腕筋，手指筋（第一背側骨間筋など）が選択され，腰仙随でも大腿筋と下腿筋から各1筋，胸髄領域では傍脊柱筋などを選択します[15]．ただ，検査にあたっては診断に必要な筋を最小限に選択し，疼痛を最小限に抑えることも大事なことです．

　全身の筋力低下が主訴でALSが疑われているとき，神経内科疾患としては脱髄性末梢神経障害や重症筋無力症との鑑別も必要なため，針筋電図を行う前に，まずは神経伝導検査を行い，他疾患を否定できることが大事です．よく頸髄根症との鑑別のために針筋電図の依頼がありますが，根障害では限局した神経根に属する筋だけに異常を呈し，ALSではまだ筋萎縮や筋力低下がみられない筋でfibrillation potentialやfasciculation potentialを認めることは重要な鑑別点となります．特にfasciculation potentialはALSにかなり特異的で，検出率は上部僧帽筋で最も高いとの報告があります[16]．新しいAwaji基準ではfasciculation potentialが重要視されています．ALSが臨床的に考えられているにもかかわらず，針筋電図でcriteriaを満たさない時は数ヵ月後に再検する必要があります．再検にて，fibrillation potentialやfasciculation potentialが認められる範囲が広がり，criteriaを満たすようであれば，診断は確定的と考えられます．

11 腕神経叢障害

症例（49歳女性）

●病　歴

23年前に乳がん，10年前に膵臓がんの既往．

X年春ごろ右肩痛があり，頸腕症候群として対処されていたが，その後，徐々に右上肢の疼痛・しびれが出現してきた．膵癌術後のフォローの際，胸部CTにて右肺尖部に腫瘍を指摘され，生検で肺扁平上皮癌と診断された．その後，放射線化学療法が開始されたが，右上肢のしびれと疼痛，筋力低下は緩徐に進行しているため，腫瘍による神経叢障害が疑われて，X年9月神経内科に紹介され，電気生理検査の依頼があった．

神経学的には右上肢尺側に自覚的しびれと他覚的には温痛覚低下を認め，骨間筋，母指球筋，小指球筋の筋力低下と筋萎縮，握力低下を認めた．

●検査の選択

右上肢の神経伝導検査と針筋電図を行い，場合によっては左側と比較する．

●検査結果（表2-15, 16）

① 右正中神経と右尺骨神経のCMAP振幅の著明低下
② 右尺骨神経，右外側前腕皮 lateral antebrachial cutaneous（LAC）神経のSNAP振幅の著明低下と右橈骨神経SNAPの軽度低下
③ 針筋電図にて右FDI，示指伸筋 extensor indicis proprius（EIP）でfibrillation potential

●解釈と診断

神経伝導検査にてSNAP振幅の低下を広範に認めていることから，腕神経叢障害と考えられます．病変部位としては右上肢の正中神経のCMAPと尺骨神経のCMAP，SNAPの低下が著明であることから，下神経幹を中心とした神経障害と考えられます．ただ，橈骨神経と外側前腕皮神経でもSNAP振幅の左右差がみら

表 2-15 神経伝導検査所見

	DL (ms)	dCMAP (mV)	pCMAP (mV)	MCV (m/s)	F-lat (ms)	SNAP (μV)	SCV (m/s)
右正中神経	4.8	0.3	0.2	50.0		7.9	48.2
左正中神経	4.2	8.5	8.5	55.3	25.1	12.7	50.0
右尺骨神経	3.1	0.3	0.2	45.5		0.9	50.0
左尺骨神経	2.7	8.3	7.6	62.5	24.8	7.5	54.5
右橈骨神経						6.9	52.1
左橈骨神経						11.9	61.2
右LAC神経						3.9	63.1
左LAC神経						15.7	68.9

LAC神経：外側前腕皮神経

表 2-16 針筋電図所見

筋名	Fib	MUP	recruitment	IP
Rt.FDI	++	N	reduced	-3
Rt.EIP	+			
Rt.FCR	−			

EIPとFCRのMUPおよびその他の筋は痛みのため検査不能．FCR：Flexor Carpi Radialis

れるため，下神経幹だけでなく，上・中神経幹にも及んでいると考えられますが，正中神経のSNAPは比較的保たれているため，上・中神経幹のなかでも障害はまだらであることが示唆されます．

針筋電図では下神経幹に属する筋でfibrillation potentialを認めることから，下神経幹での軸索障害が著明であることが示唆され，原因は肺腫瘍の浸潤によるものが考えられます．

肺尖部の腫瘍や乳がんではしばしば腕神経叢の下神経幹への転移がみられます[17]．なお，臨床的には症状から神経根と神経叢との鑑別は困難ですが，病変部位の決定には感覚神経伝導検査が重要で，神経根障害ではSNAP振幅は正常となり，神経叢障害では低下します．

⑫ 頸髄症性神経根障害

症例（64歳男性）
● 病　歴

　2年前の6月ごろより頸部痛，左上肢のしびれと筋力低下が出現し，いくつかの病院を受診したあと，ALSとの鑑別のため，同年11月に電気生理検査の依頼にて紹介された．

　受診時，自覚的には左上腕の筋萎縮を認め，左上腕から前腕外側にビリビリ感があり，神経学的には左三角筋，上腕二頭筋，上腕筋の筋萎縮が著明でFDIにも軽度萎縮を認めた．筋力は左三角筋，上腕二頭筋で3/5，感覚は左前腕外側から上腕屈側で感覚低下し，腱反射は左上腕二頭筋，腕橈骨筋で消失していた．

● 検査の選択

　ALSとの鑑別のため，針筋電図を行い，腕神経叢障害との鑑別のため感覚神経伝導検査を行う．針筋電図の施行筋の選択としては左近位筋に筋萎縮がみられ，C5, 6レベルの頸髄神経根障害が推測されるため，はじめ左上肢の近位筋を行って，次にALSとの鑑別の観点から左上肢遠位筋，下肢筋，体幹筋を行ってALSが除外できるかを検討する．

● 検査結果（2年前）（表2-17, 18）

a. 感覚神経伝導検査

　左尺骨神経SNAPは年齢を考慮するとほぼ正常，左外側前腕皮神経SNAPは正常（左右差なし）．

b. 針筋電図

　左Biceps Brachii：安静時：fibrillation potential
　　　　　　　　　　弱収縮時：long duration, high amplitude MUP, unstable polyphasic MUP, satellite potential（図2-19, 20）
　　　　　　　　　　reduced recruitment

表2-17 2年前の針筋電図所見

筋名	安静時 Fib	MUP duration	MUP amplitude	MUP polyphasic	recruitment	IP
Lt. deltoid	−	L+	H+	++ (unstable)	reduced	−2〜1
Lt. Biceps Brachii	+	L++	H++	++ (unstable)	reduced	−2〜1
Lt. FDI	−	L+/−	H+	−	N	−0.5
Lt. TA	−	L+	H+	+/−	N	
Rt. FDI	−	L+	H++	+	N	
Rt. Biceps Brachii	−	N	N	−	N	
Lt. Th-para-10	−					

表2-18 2年前の感覚神経伝導検査所見

	SNAP (μV)	SCV (m/s)
左尺骨神経	4.3	57.1
左LAC神経	15	70.2
右LAC神経	15	61.2

LAC神経：外側前腕皮神経

左三角筋 deltoid：insertional activity の亢進

　　　　　　　弱収縮時：long duration, high amplitude MUP, unstable polyphasic MUP

　　　　　　　reduced recruitment

左FDI，左TA，左脊柱筋，右上肢：安静時異常所見なく，long duration, high amplitude の MUP を認めるものの recruitment は正常

●解釈と診断

2年前の電気生理診断としては，前述の針筋電図の所見から C5, 6 を中心とした頸髄神経根障害が示唆され，頸椎 MRI（図 2-21）での異常と一致していました．このとき，ALS との鑑別については，fibrillation potential は biceps のみで

第 2 章　症例からみる検査の選択と解釈

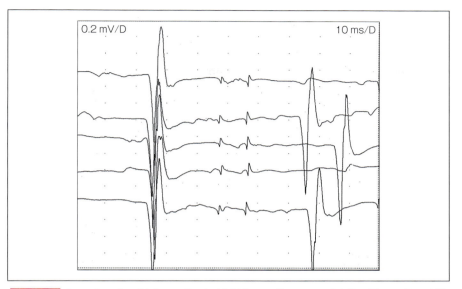

図 2-19　long duration, high amplitude MUP と satellite potential（Lt. Biceps Brachii）

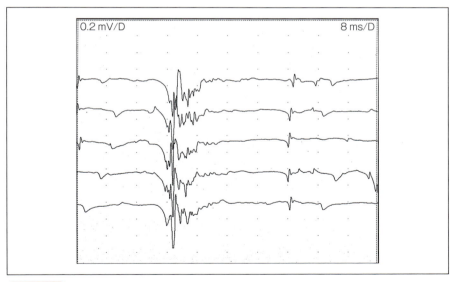

図 2-20　unstable polyphasic MUP と satellite potential（Lt. Biceps Brachii）

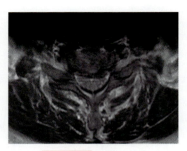

図 2-21　頸椎 MRI

あり，下肢，体幹，対側上肢には active な所見はなく，また，fasciculation potential も認めず，C5，6 頸髄神経根に比較的限局した異常所見を示したことから，ALS の可能性は少ないと思われました．また，腕神経叢障害との鑑別でも SNAP 振幅は正常範囲であったことから，否定的と考えられました．

　その後昨年 9 月に自己判断により他県で頸椎手術を受けましたが，その後も左上肢の筋力低下が進行していたため，本年 4 月に，ALS との鑑別のため再度筋電図の依頼がありました．結果としては前回の biceps の fibrillation potential は消失しており，recruitment も改善傾向を示していたため，ALS は否定的と考えられました．

　頸髄神経根障害と，ALS や腕神経叢障害との鑑別は非常に重要で，上肢の筋力低下があり，頸椎 MRI で異常がみられた場合，安易に頸髄神経根障害によると考えて，すぐに手術療法が行われることがあります．頸椎 MRI で異常がみられてもそれが必ずしも責任病巣になっていないこともありますので術前の診断確定は重要で，神経伝導検査や針筋電図が必ず必要となります．特に ALS については 1 回目の検査時に鑑別が困難なときは数ヵ月経過をみて，病巣の広がりがないかを慎重に検討することが重要です．

13 重症筋無力症

症例（67歳女性）

● 病　歴

1月ごろから物が二重に見える，まぶたが下がってくる感じがするとのことで，眼科受診し重症筋無力症の疑いにて神経内科に紹介された．2月ごろには両側の眼瞼下垂を認めるようになり，日内変動もあったため，重症筋無力症 myasthenia gravis（MG）が強く疑われて，電気生理検査の依頼があった．

● 検査の選択

MG が疑われるため神経反復刺激試験 repetitive nerve stimulation（RNS）を行い，必要に応じて単線維筋電図 single fiber EMG（SFEMG）を行う．

● 検査結果

a. RNS（図 2-22，表 2-19）

僧帽筋にて 3 Hz 刺激で 5 発目に 42% の waning を認めた．

b. voluntary SFEMG

左前額筋にて 6 ヵ所で異常 jitter（図 2-23）と 1 ヵ所 blocking の所見を認めた．

● 解釈と診断

電気生理学的には僧帽筋にて waning を認め，SFEMG にて異常 jitter と

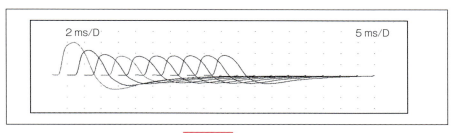

図 2-22　僧帽筋

表 2-19 RNS

	運動負荷前	負荷直後	負荷後 30 秒
僧帽筋（6 mV）	42%	47%	47%
眼輪筋（0.6 mV）	2%		

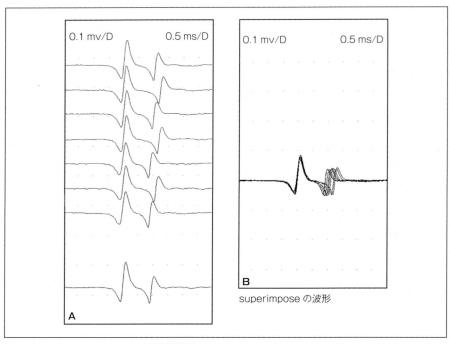

図 2-23 voluntary SFEMG

MCD 値 (jitter)　84 μs
前の波形をトリガーにして後ろの波形との jitter を測定している．

blocking を認めたことから，MG に合致すると診断しました．その後，血液検査で抗 AChR 抗体は 126 nmol/L と高値を示しました．胸部 CT 検査では胸腺腫は認められませんでした．

　RNS は MG を疑うのであれば，通常，運動負荷をかけてみる必要は，必ずし

もありませんが，神経筋接合部疾患が考えられ，MG とランバート・イートン筋無力症候群 Lambert-Eaton myasthenic syndrome（LEMS）のどちらかをはっきりさせるためには運動負荷が必要です．MG では運動負荷直後の振幅は負荷前より軽度増加し，waning 率の改善も軽度認められますが，時間経過とともに再び waning 率が大きくなります（post exercise exhaustion）．一方，LEMS では負荷直後に CMAP 振幅の著明な増加を認めます（第Ⅰ部 4 章「神経筋接合部検査」〈p.124〉を参照）．この症例では僧帽筋にて運動負荷を行っていますが，CMAP 振幅の著明な増加はありませんでした．なお，負荷直後の waning 率の改善がみられなかったのは僧帽筋に負荷が十分にかかっていなかった可能性が考えられます．

　電気生理検査としては軽症の MG では RNS で異常を認めないことも多いので，その際は感度の高い SFEMG 検査（4 章〈p.124〉参照）が必要になります．

　また，臨床診断が確定せず筋疾患との鑑別が必要になるとき針筋電図を行うことがありますが，重症の MG では short duration, low amplitude の変動する MUP がみられ，一見筋疾患のように見えることがあるので注意が必要です．この所見は神経筋接合部での伝達障害により起こる所見です．

14 ランバート・イートン筋無力症候群

症例（67歳男性）

● 病　歴

　X-5年1月ごろから下肢近位筋の脱力が徐々に進行し，歩行困難となってきた．その後，上肢の脱力も伴うようになった．軽度の眼輪筋の筋力低下はあるが，複視はなかった．その他に口渇があった．同年4月しゃがみ立ち困難の主訴で神経内科を受診した．神経学的に下肢近位筋優位の筋力低下を認め，しゃがみ立ち困難はあるが，繰り返すと筋力の改善を認めた．感覚は正常であった．外来受診時，臨床診断がついていないまま，電気生理検査を依頼され，その結果（後述）からLEMSが疑われて原因精査のため，5月入院となった．入院後，悪性腫瘍の精査が行われ，右肺門部の小細胞癌が確定し，6月に手術が行われた．

● 検査の選択

　X-5年4月外来受診時，臨床的に診断がついていなかったため，最初に神経伝導検査，針筋電図を行った．その後3 Hz刺激RNS，SFEMGを行い，さらに20 Hz高頻度刺激を行った．

● 検査結果

a. X-5年4月：外来受診時

① 上下肢の神経伝導検査では上下肢のCMAP振幅の低下（2～3 mV）のみを認めた．

② 針筋電図では安静時の異常所見なく，軽度のshort duration, low amplitudeのMUPを認めた．

③ RNSでは尺骨神経の3 Hz刺激にて40%程度のwaningを認めた．

④ stimulation SFEMGではabnormal jitter（MCD値150～190 μs）を3ヵ所以上に認めた．

⑤ ③，④から神経筋接合部疾患と考えられ，MGとLEMSの鑑別のため，尺骨神経（3 Hz刺激）のRNSで運動負荷（20秒間の小指外転筋の収縮）を3

回繰り返し，運動負荷直後に CMAP 振幅が負荷前の 2 倍に上昇した．

b. 術後 6 ヵ月後
① 尺骨神経の CMAP 振幅は 0.5 mV まで低下した．
② RNS で 20 秒運動負荷後の CMAP 振幅は著明に上昇した（図 2-24 の 2 段目）．
③ waxing も著明で，全経過を通じて最大となった（図 2-25）．

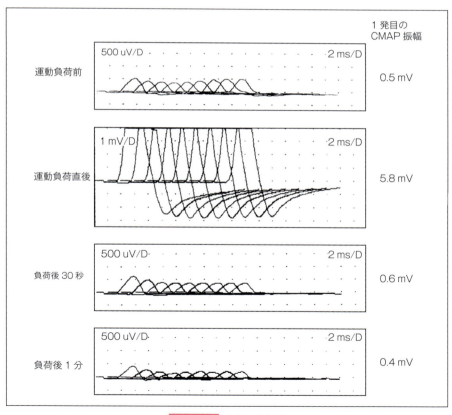

図 2-24　3 Hz RNS

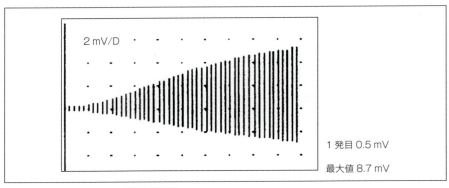

図 2-25　50 Hz 高頻度刺激（50 発）

c. 術後 7 ヵ月後

CMAP 振幅は 1.1 mV と低下しているものの，前回より改善を認めた．運動負荷後に 5.1 mV と負荷前に比べて著明に増加した．また，400％の waxing を認めた（表 2-20，図 2-26）．

表 2-20　RNS（3 Hz）尺骨神経刺激-小指外転筋記録

	運動負荷前	負荷直後	負荷後 30 秒	負荷後 1 分	負荷後 2 分
waning 率	28%	13%	20%	34%	32%
CMAP 振幅（mV）	1.1	5.1	1.6	1.3	1.2

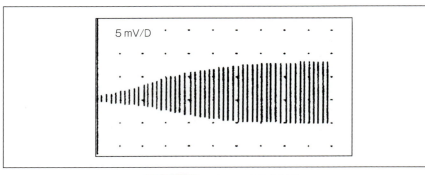

図 2-26　50 Hz 高頻度刺激

d. 術後4年6ヵ月後

電気生理検査所見はすべて正常化した（表2-21，図2-27）．

● 解釈と診断

　この症例は下肢優位の筋力低下が認められ，臨床診断がつかないまま電気生理検査の依頼があったため，筋力低下をきたす疾患を鑑別する目的で，最初に神経伝導検査を行い，CMAP振幅の低下のみを認めました．また針筋電図では short duration, low amplitude の MUP を認めています．この時点では電気生理学的にも電気生理診断は確定できず，その後 RNS にて waning を認めたため，そこで神経筋接合部疾患と考えられました．その後 MG と LEMS の鑑別のため，運動負荷を行い，負荷後の CMAP 振幅が2倍以上に上昇したため，LEMS と診断しました．その後，この例では治療により症状は改善していったにもかかわらず，電気生理所見は一時増悪し，術後半年以上経ってから，電気生理所見の改善を示し始め，約4年半後に正常化しました．

表2-21　RNS（3 Hz）尺骨神経刺激-小指外転筋記録

	運動負荷前	負荷直後	負荷後30秒	負荷後1分	負荷後2分
waning率	2%	0%	−1%	1%	5%
CMAP振幅（mV）	12.2	14.4	13.4	12.9	12.4

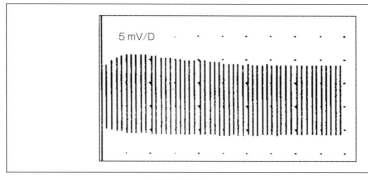

図2-27　50 Hz 高頻度刺激

LEMSではwaxingの有無が決め手になりますが，電気生理診断の方法としては2つあり，1）50 Hzの高頻度刺激で最初のCMAP振幅に対し最大200％以上振幅が上がるかどうか，あるいは2）ルーチンで行う尺骨神経での3 Hz刺激のRNS時，運動負荷直後の振幅が負荷前の2倍以上に上がるかどうかで評価します．検査の注意点としては50 Hzの刺激ではかなりの痛みを伴うため，あらかじめ説明が必要です．また，検査時の肢位が変わらないようにすることが重要で，そのためには検査者以外の人が被験者の手を押さえて固定します．なお，50 Hzの高頻度刺激では最初のCMAP振幅が小さければ小さいほど，結果としてwaxing率としては大きくなりますが，刺激によりその患者さんの持つ本来のCMAPの振幅まで上昇すればプラトーになるので，刺激を長く続けることは無用です．

　また，3 Hz刺激の時の運動負荷テストでは力が弱いと負荷をかけたことにならないため数回の負荷を繰り返します．この例でも筋力低下が強く，結局，20秒間の筋収縮を3回行い，やっと負荷後の振幅が増加しました．

　はじめ末梢神経障害が疑われて神経伝導検査から行うこともありますが，CMAP振幅の低下のみが認められるときはLEMSの可能性を考えて，その場での簡易検査としては一度尺骨神経のCMAPを得たあと，運動負荷をかけてみて，その直後にCMAPが増加するかどうかをみることで診断可能となります（**図 2-28**）．

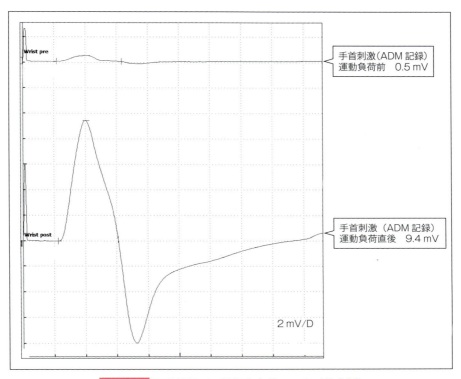

図 2-28 尺骨神経での簡便な負荷テスト（他症例）

ADM：abductor digiti minimi

15 筋　炎

症例（71歳女性）

● 病　歴

　昨年秋から背中，両上肢の筋痛と筋力低下が出現し，筋炎を疑われて神経内科に紹介された．

　神経学的に近位筋の筋力低下（上肢近位筋優位で下肢はごく軽度）と把握痛あり．CK：517と軽度上昇を認めた．多発筋炎を疑われて，針筋電図の依頼があった．

● 検査の選択

　針筋電図にて，筋原性MUPの有無と炎症性筋疾患でみられるfibrillation potentialの有無と強さをみる．

● 検査結果（表2-22）

①安静時に上下肢と胸椎10レベルの脊柱筋の針筋電図にて，すべての筋でfibrillation potentialを認めた．
②弱収縮にて上肢近位筋優位にshort duration，low amplitudeのMUPとpolyphasic MUP（図2-29）を認めた．
③rapid recruitmentを認めた．

表2-22 針筋電図所見

筋名	安静時 Fib	MUP duration	MUP amplitude	MUP polyphasic	recruitment	IP
Rt. Deltoid	+	S+	L+	+	rapid	N
Rt. Biceps Brachii	+	S+	L+	++	rapid	N
Rt. FDI	±	S±	L±	+	rapid	N
Rt. Vastus lateralis	±	N	L±	+	N	
Rt. Th-para-10	+			NE		

Th-para-10：thoracic paraspinal muscle-10th，NE：not examined，S：short，L：low

第 2 章　症例からみる検査の選択と解釈

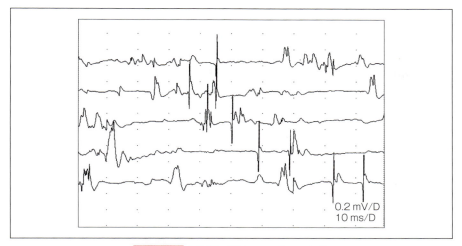

図 2-29　MUP（Biceps Brachii）

●解釈と診断

　針筋電図にて上下肢のすべての筋で安静時の fibrillation potential，上肢近位筋優位に弱収縮時に short duration, low amplitude の MUP，および rapid recruitment を認めたことから多発筋炎に矛盾しない所見と考えられました．その後，筋生検が行われ，著明な細胞浸潤を認め，筋生検でも多発筋炎が確定しました（図 2-30）．

　筋炎では rapid recruitment のために，弱収縮でいくつかの MUP がすぐに重なり合い，MUP の分離が難しいことが特徴です．また，弱収縮の際に MUP の中に fibrillation potential が混在して見分けにくいことがあります．波形だけでなく，音やリズムをよく聞き分けながら，非常に軽度の弱収縮の状態から，筋収縮を強めていったり，力を抜いてもらったりしながら，MUP を判定していくようにします．

　多発筋炎などの炎症性筋疾患については，近年，その分類が再編されつつあります．筋電図では原疾患の特定は困難で，炎症性筋疾患か否かを判断します．全般的炎症性筋疾患としてとらえると，未治療で活動性が高いときに，short duration, low amplitude MUP だけでなく，fibrillation potential がみられること

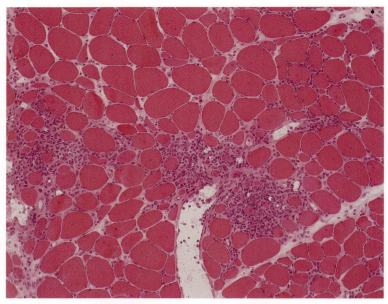

図 2-30 筋病理所見（上腕二頭筋）

HE 染色：著明な細胞浸潤を認めます．

（樋口逸郎先生より提供）

が重要です．fibrillation potential は脊柱筋で最も感度が高く[18]，次いで上肢近位筋で優位に認められます．MUP も上下肢近位筋優位に short duration, low amplitude MUP を認めます．軽症では MUP の変化が明らかにみられないこともありますが，その場合，rapid recruitment の所見が重要となります．

　治療後に筋力低下が再燃するとき，ステロイドミオパチーとの鑑別が必要になりますが，ステロイドミオパチーでは fibrillation potential は認めず，MUP も明らかな short duration, low amplitude MUP は通常は認めないことが鑑別点となります[19]．

⑯ 封入体筋炎

症例（56歳男性）

● 病　歴

　生来健康で，テニスをするなど活動的だった．2年前ぐらいから，ものを持ち上げるのがきつくなり，1年前からは階段の昇降がきつくなった．半年ぐらい前から，しゃがみ立ちができなくなり，2ヵ月前から，階段を降りるとき膝折れして転倒したり，箸はうまく使えるが，食べ物を口に運ぶのが困難となるなど，脱力症状の進行があるため，前医にて筋疾患を疑われて，筋電図と筋生検が行われ，封入体筋炎と診断された．

　血液検査にてCK：896と高値を示し，神経学的には四肢近位筋優位に筋力低下を認めた．

　筋力低下は特に右上腕二頭筋，両側腸腰筋，大腿二頭筋，下肢内転筋が著明で三角筋は問題なく筋力にばらつきを認めた．しゃがみ立ち不能であった．腱反射は全体に低下し，感覚障害は認めなかった．治療のため入院し，筋電図の再検査のため紹介された．

● 検査の選択

　針筋電図にて，安静時の所見とMUPの変化から封入体筋炎として合致するかを再度確認する．

● 検査結果（表2-23，図2-31）

① Biceps BrachiiおよびTibialis Anteriorに安静時のfibrillation potentialを著明に認めた．
② MUPはshort duration, low amplitudeのMUPを認めるものの一部にhigh amplitudeのMUPを認めた．
③ また，rapid recruitmentをすべての筋で認めた．

表 2-23 針筋電図所見

筋名	安静時 Fib	MUP duration	MUP amplitude	MUP polyphasic	recruitment	IP
Rt. Biceps Brachii	++	S++	L++	N	rapid	−1
Rt. FDI	−	S+	L+	+	rapid	N
Rt. Rectus Femoris	±	S++	L++	++	rapid	−2
Rt. Tibialis Anterior	++	N	N	+	rapid	N

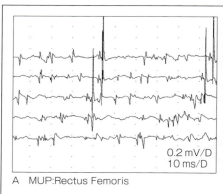

A　MUP:Rectus Femoris

B　HE染色：細胞浸潤，rimmed vacuoleを認め，肥大線維を認めます．

図 2-31　A：針筋電図所見　B 筋病理所見（上腕二頭筋）

（B：樋口逸郎先生より提供）

●解釈と診断

　針筋電図にて安静時の fibrillation potential の存在と short duration, low amplitude の MUP および一部に high amplitude の MUP の混在を認めたことから，これらの所見は封入体筋炎として，矛盾しない所見でした．

　封入体筋炎は針筋電図にて通常の筋炎と異なり，short duration, low amplitude の MUP に high amplitude の MUP が混在するため，筋原性 MUP と神経原性 MUP の混在が特徴といわれていました．しかし，定量的な MUP 解析で high amplitude MUP も myopathy の所見と考えられています[20]．MUP は high amplitude でも short duration のものが多く hypertrophic fiber によるともいわ

れています．深指屈筋が障害されやすく，筋電図の施行筋に入れるのがいいとの報告があります[21,22]．ときに軽症例では short duration, low amplitude の MUP が明確でない例もあります．その場合は rapid recruitment を認めることが，鑑別の一助になります．しかし，針筋電図で確定できないこともあり，最終診断は筋生検により決定されます．

17 筋強直性ジストロフィー

症例（63歳女性）

● 病　歴

　10年前ぐらいから，下肢の筋力低下を認め，歩行困難となり，2,3年ぐらい前からつたい歩きとなった．整形外科や脳外科では特に異常を指摘されず，神経内科的疾患疑いにて紹介された．

　神経学的に軽度の眼瞼下垂，やや遠位優位の上肢筋力低下，下肢と体幹の筋力低下による歩行困難，起立困難が認められ，重症筋無力症や筋疾患が疑われ，臨床診断が確定されないままに電気生理検査の依頼があった．なお，軽症の糖尿病を指摘されていた．

● 検査の選択

　電気生理検査は最初末梢神経障害の鑑別のため神経伝導検査を行い，次に重症筋無力症の鑑別のためRNSを行い，さらに筋疾患の鑑別のため針筋電図を行った．

● 検査結果

① 神経伝導検査は正常範囲で末梢神経障害は否定的．
② RNSも正常で重症筋無力症は否定的．
③ 最後に筋炎やALSなどの可能性を考えて，針筋電図を行った（表2-24）．まず，安静時 Biceps Brachii に針を刺入したところ myotonic discharge を認め，fibrillation potential も認められた．次に弱収縮時は short duration, low amplitude の MUP（図2-32）と rapid recruitment を認めた．FDI でも同様の所見であった（図2-33）．

● 解釈と診断

　はじめは臨床的に診断がはっきりとつかず，神経伝導検査やRNSを行ったもの

表 2-24 針筋電図所見

	安静時 Fib		MUP			recruitment	IP
			duration	amplitude	polyphasic		
Rt. Biceps Brachii	軽度＋	MyD	S+	L+	+	rapid	N
Rt. FDI	軽度＋	MyD	S+	N	+	rapid	N

MyD:myotonic discharge

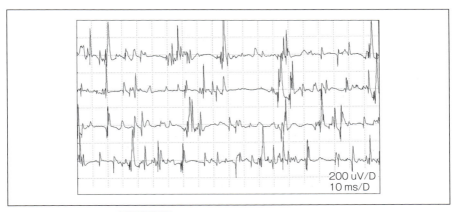

図 2-32　MUP（Rt. Biceps Brachii）

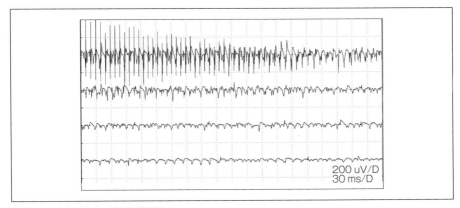

図 2-33　myotonic discharge（Rt. FDI）

の異常所見を認めませんでした．最後に針筋電図を行い，針刺入直後に myotonic discharge を認め，さらに fibrillation potential や弱収縮時に short duration, low amplitude の MUP と rapid recruitment を認めたことから，myotonic dystrophy が確定的となった例です．

男性の場合，臨床的に外見から myotonic dystrophy の診断は比較的容易ですが，女性では外見と臨床症状だけではわかりにくいことがあり，針筋電図で特徴的な myotonic discharge と筋原性を示す，short duration, low amplitude MUP や rapid recruitment が認められれば容易に診断できます．

myotonic discharge が最も認められるのは手内筋や眼輪筋ですが，myotonic dystrophy を確定するためには myotonic discharge のほか，fibrillation potential の有無や筋原性 MUP も併せて確認する必要があり，針筋電図の施行筋は Biceps Brachii と FDI を選択するのがよいと考えられます．なお，幼少時までは筋電図でも myotonic discharge は明らかでないとされています[23, 24]．

もし，myotonic discharge がみられても MUP が正常であれば，筋チャネル病の一部，また糖原病などの疾患を鑑別する必要があります．筋チャネル病の鑑別には exercise test も有用です．

●文献

1) Kimura J: Mononeuropathies and entrapment syndromes: median Nerve. Kimura J (eds): Electrodiagonosis in diseases of nerve and muscle. Principles and Practice. 3rd edition. pp.720-724, Oxford University Press, 2001.
2) Preston DC, Logigian EL: Lumbrical and interossei recording in carpal tunnel syndrome. Muscle Nerve 15 :1253-1257, 1992.
3) 標準的神経治療:「手根管症候群」作成委員会：4.CTS の電気診断．標準的神経治療：手根管症候群．神経治療 25 :73-77, 2008.
4) Kimura J: Mononeuropathies and entrapment syndromes: ulnar nerve. Kimura J (eds). Electrodiagonosis in diseases of nerve and muscle. Principles and Practice. 3rd edition. pp. 724-726, Oxford University Press, 2001.
5) Miller RG: Ulnar nerve lesions. Brown WF, Bolton CF (eds): Clinical Electromyography. 2nd edition. pp.261-265, Butterworth-Heinemann, 1993.
6) Preston DC, Shapiro BE: Ulnar neuropathy at the elbow. Preston DC, Shapiro BE (eds) :Electromyography and Neuromuscular Disorders. Clinical-Electrophysiologic Correlations. 2nd edition. pp.291-306. Elsevier Health Sciences, 2005.
7) Kimura J: Polyneuropathies:Neuropathies associated with general medical conditions:Diabetic Neuropathy. Kimura J (eds): Electrodiagonosis in diseases of nerve and muscle. Principles and Practice. 3rd edition. pp. 652-654, Oxford University Press, 2001.

8) 出口尚寿，西尾善彦，髙嶋博：糖尿病と自己免疫性ニューロパチー．Brain and Nerve 66: 135-147, 2014.
9) Hadden RD, Coernblath DR, Hughes RA, et al.: Electrophysiological classification of Guillain-Barré syndrome: clinical associations and outcome. Plasma Exchange/Sandoglobulin Guillain-Barré Syndrome Trial Group. Ann Neurol 44: 780-788, 1998.
10) 国分則人，桑原聡：Guillain-Barré 症候群の電気診断．臨床神経生理学 41：103-111, 2013.
11) 国分則人：ギラン・バレー症候群の神経生理．Brain and Nerve 67: 1321-1328, 2015.
12) 有村由美子，有村公良：遺伝性ニューロパチーにおける神経生理所見と遺伝子診断．臨床神経生理学 31: 362-368, 2003.
13) Harding AE, Thomas PK: The clinical features of hereditary motor and sensory neuropathy types I and II. Brain 103: 259-280, 1980.
14) de Carvalho M, Dengler R, Eisen A. et al.: Electrodiagnostic criteria for diagnosis of ALS. Clin Neurophysiol 119: 497-503, 2008.
15)「筋萎縮性側索硬化症診療ガイドライン」作成委員会（編）：筋萎縮性側索硬化症診療ガイドライン 2013．南江堂, 2013.
16) Sonoo M, Kuwabara S, Shimizu T, et al.: Utility of trapezius EMG for diagnosis of amyotrophic lateral sclerosis. Muscle Nerve 39: 63-70, 2009.
17) Oh SJ: Nerve conduction in focal neuropathies:Tumor-induced Brachial Plexus Neuropathy. Oh SJ (eds): Clinical Electromyography: Nerve conduction studies. 3rd edition. pp.616. Lippincott Williams & Wilkins, 2003.
18) Kimura J: Myositis. Kimura J (eds): Electrodiagonosis in diseases of nerve and muscle. Principles and Practice. 3rd edition. pp. 798-801, Oxford University Press, 2001.
19) Preston DC, Shapiro BE: Myopathy. Preston DC, Shapiro BE (eds):Electromyography and Neuromuscular Disorders. Clinical-Electrophysiologic Correlations. 2nd edition. pp. 581-582, Elsevier Health Sciences, 2005.
20) Barkhaus PE, Periquet MI, Nandedkar SD: Quantitative electrophysiologic studies in sporadic inclusion body myositis. Muscle Nerve 22: 480-487, 1999.
21) Hokkoku K, Sonoo M, Higashihara M, et al.: Electromyographs of the flexor digitorum profundus muscle are useful for the diagnosis of inclusion body myositis. Muscle Nerve 46: 181-186, 2012.
22) Needham M, Mastaglia FL: Sporadic inclusion body myositis: A review of recent clinical advances and current approaches to diagnosis and treatment. Clin Neurophysiol 127: 1764-1773, 2016.
23) Jablecki CK: Myopathies. Brown WF, Bolton CF (eds): Clinical Electromyography. 2nd edition. pp. 663-664, Butterworth-Heinemann, 1993.
24) Kimura J: Myotonia. Kimura J (eds): Electrodiagnosis in diseases of nerve and muscle. Principles and Practice. 3rd edition. pp.823-825, Oxford University Press, 2001.

謝 辞

　電気生理の面白さ，大切さを手を取って教えてくださった村井由之先生，Single Fiber EMG をはじめ，筋電図の奥深さを教えてくださった Sweden の Erik Stalberg 先生，本書の執筆を勧めて下さった飛松省三先生，出版にあたってお世話になった南山堂の皆様に深謝いたします．また，一緒に過ごした筋電図の仲間たちに感謝いたします．

有 村 公 良

索 引

日本語索引

あ行

アース	43
アーチファクト	16, 45, 134
アセチルコリン	124
圧迫性ニューロパチー絞扼性	68
アナログ筋電計	12
安定性	100
閾値	147
異常自発電位	86
位相	99
位相相殺	41, 217
一次性周期性四肢麻痺	156
遺伝性ニューロパチー	213
運動神経	23
──検査	7, 22, 26, 53, 56, 58, 60, 62
──速度	32, 168
運動単位	9, 74
──電位	9, 10, 74, 96
運動ニューロン病	94
衛星電位	105
遠位潜時	32, 39, 168
遠隔電場電位	39
炎症性ミオパチー	182

か行

外側前腕皮神経	176
活動電位	18
下部頸髄根障害	193
過分極	18
感覚神経	23
感覚神経活動電位	169
感覚神経伝導検査	7, 22, 36, 55, 59
感覚神経伝導速度	40, 169
汗腺疾患	159
感染予防	77
逆行性	36, 37
急降下爆撃音	91
急性炎症性脱髄性多発ニューロパチー	69
急性軸索型運動ニューロパチー	70
球脊髄性筋萎縮症	169
距離依存性位相相殺	40
ギラン・バレー症候群	203
近位指間関節	58
筋萎縮性側索硬化症	89, 136, 219
近位潜時	32
筋炎	238
筋強直性ジストロフィー	244
筋疾患	102, 117, 181
筋節	173
筋接合部疾患	118
近接電場電位	38
筋線維	75
──活動電位	83, 126
──伝播速度回復機能	141
──密度	74
筋チャネル病	153, 246
筋電計	14, 76
筋電図	2, 9, 20
──ガイド下ボツリヌス療法	114
筋肉収縮	135

249

索引

筋無力症候群	106, 232
筋無力症性クリーゼ	138
脛骨神経	47, 60
痙縮	113
頸髄根症	222
頸髄症性神経根障害	225
血管炎	66
血管性ニューロパチー	210
交感神経皮膚反応	162
後期反応	48
抗コリンエステラーゼ剤	136
好酸球性多発血管炎性肉芽腫症	210
甲状腺中毒性周期性四肢麻痺	156
高頻度反復神経刺激	157
固有示指伸筋	58
小指外転筋	35, 57
コリン作動性クリーゼ	138

さ行

サイズの原理	81
残余潜時	33
軸索刺激単線維筋電図	141
軸索障害	64
──急性期	115
軸索反射	52
刺激強度	44
ジストニア	113
持続時間	30, 99
ジッター	126
シナプス小胞	128
刺入時活動	119
刺入時電位	78, 83
自発活動	119
自発電位	78, 84, 95

尺骨神経	56
──伝導検査	196
周期性四肢麻痺症候群	154
重症筋無力症	106, 118, 124, 129, 183, 222, 229
──の waning	130
周波数特性	16
周波数領域	160
終板活動	84
終板電位	126
終末潜時指数	33
手根管症候群	187
順行性	36, 37
瞬目反射	149
上昇時間	100
初期の神経再支配	106
自律神経	159
──機能検査	159
神経活動電位	7, 36
神経筋接合部検査	20, 124
神経筋接合部疾患	106, 183, 185
神経筋接合部の構造	124
神経筋伝達機能障害	184
神経根症	173
神経根病変	170
神経再支配	100, 115
神経支配比	74
神経終末部	125
神経走行の異常	34
神経叢障害	174
神経超音波検査	180
神経伝導検査	2, 5, 22
神経反復刺激検査	126
進行性運動ニューロン疾患	117

振戦	112
心臓カテーテル	26
心臓ペースメーカー	26
心電図 R-R 間隔変動係数	160
心拍変動解析	160
振幅	30, 97
髄鞘	66
——形成障害	66, 69
静止膜電位	18
正中神経	53
生理的時間的分散	30
脊髄神経根	171
脊髄前角細胞	132
——障害	168
節性脱髄	66
線維自発電位	82, 86
線維束自発電位	89
前角細胞	51
——障害	50
漸減	129
——応答	129
漸増現象	131
先天性筋無力症候群	136
先天性ミオトニア	136
総指伸筋	59
増幅器	14
測定誤差	45
速筋	75

た行

帯域フィルター	16
第一背側骨間筋	57
代謝性ミオパチー	103
体性神経	159
多巣性運動ニューロパチー	169
脱神経	89
——期	115
——電位	86
脱髄	64, 66
——性末梢神経障害	222
——病変部位の推定	69
多発筋炎	239
多発単神経障害	66
多発ニューロパチー	177
単極針電極	13
短趾伸筋	35, 62
単神経障害	66
単線維活動電位	140
単線維筋電図	140
——検査	140
単線維針電極	140
単ニューロパチー	179
短母指外転筋	35, 53, 189
遅筋	75
中枢性異常	112
中枢性疾患	112
肘部管症候群	68, 190
跳躍伝導	24
腸腰筋	93
ディスポーザブル単極針電極	78
ディスポーザブル同芯針電極	77
電位間隔	140
電気生理検査	3, 167
電気生理診断	3
電極位置	45
伝導ブロック	67, 194
動員	81
——周波数	108
糖原病	246

索 引

橈骨神経	58
——伝導検査	195
——麻痺	194
同芯針電極	13,144
疼痛の緩和	77
糖尿病性神経障害	200

な行

内側前腕皮神経	176
慣れ	150
二次運動ニューロン	75
——軸索障害	115
——疾患	102
二次性周期性四肢麻痺	156
二頭筋	93
ニューロミオトニー放電	94
年齢	44

は行

肺小細胞癌	129
発火頻度	109
針筋電図	74
針電極	77
半規則性	90
反復神経刺激検査	8
腓骨神経	62
——麻痺	197
腓骨頭	197
微小終板電位	84,124
ピットフォール	146,157
皮膚温	135
腓腹神経	23,63
病的な temporal dispersion	32
ヒラメ筋	51
不安定運動単位電位	100
フィルター設定	144
封入体筋炎	241
フォーカス	146
複合筋活動電位	5,27,168
複合反復放電	93
報告書	6,70,81,119,147
傍腫瘍性神経症候群	131
傍脊柱筋	202
歩行困難	244
母趾外転筋	61
ボツリヌス中毒	136
ボツリヌス療法	114

ま行

末梢神経障害	159
末梢性筋力低下	11
慢性圧迫性神経障害	94
慢性炎症性脱髄性多発ニューロパチー	177,207
ミオキミー放電	93
ミオトニー放電	82,91,154
ミオパチー	117,181
無髄神経	24
モーターサイクル音	92

ゆ行

有機リン中毒	136,138
有髄神経	24
陽極性伝導遮断	29
腰髄根障害	199
陽性鋭波	86
容積伝導	19

ら行

ランバート・イートン筋無力症症候群	231
力み	134
連続差平均	141

わ行

腕神経叢	175
──障害	223

外国語索引

A

AANEM	5
abductor pollicis brevis muscle → APB	
abductor digiti minimi muscle → ADM	
abductor hallucis muscle → AH	
abnormal jitter	144
accessory deep fibular (peroneal) N	198
accessory peroneal (fibular) nerve	35
acetylcholine → ACh	
ACh	124
acute inflammatory demyelinating polyneuropathy → AIDP	
acute motor and sensory axonal neuropathy → AMSAN	
acute motor axonal neuropathy → AMAN	
ADM	35,57
AH	61
AIDP	69,205,208
ALS	89,117,136,170,219
AMAN	70,205
amplitude	30,97
AMSAN	205
amyotrophic lateral sclerosis → ALS	
anatomical snuff box	60
anodal block	29
antidromic	36
APB	35,53,189
axon reflex	52
axonal conduction block	70
axonal degeneration	64
axonal stimulated SFEMG	141
A 波	52

B

belly-tendon 法	131
biceps	93
blink reflex	149
blocking	126,128,143
brachial plexus	175
BSMA	169
bulbospinal muscular atrophy → BSMA	
burst	80

C

carpal tunnel syndrome	187
Charcot-Marie-Tooth 1A → CMT1A	
cholinergic crisis	138
chronic inflammatory demyelinating polyneuropathy → CIDP	
CIDP	177,208
CMAP	5,27,168
CMT1A	216
CN 電極	144
coefficient of variation of R-R intervals → CVR-R	
complex repetitive discharges → CRD	
compound muscle action potential → CMAP	

concentric jitter measurement	119	eosinophilic granulomatosis with polyangiitis → EGPA	
concentric needle	77	EPP	126
concentric needle electrode	144	exercise test	153,155,183
contraction fasciculation	90	extensor digitorum brevis muscle → EDB	
cooling short exercise test	155		
cooling test	155	extensor digitorum communis → EDC	
cramp	113		
CRD	93	extensor indicis proprius → EIP	
critical illness myopathy	182		
CTS	187		
CVR-R	160		

D

decremental response	129	far field potential	39
demyelination	64	fasciculation potential	89
denervation potential	86	FDI	57
distal latency → DL		fiber density	74
DL	32,39,168	fibrillation potential	82,86,88,182
duration	28,30,99	——の定性的記載	121
dystonia	113	first dorsal interosseous → FDI	
		F-latency	49

E

early reinnervation	106	focusing	79
EDB	35,62	frequency domain	160
EDC	59	F 波	48,63,171
EGPA	210	——最小潜時	49
EIP	58		

G

electrical field	38	GBS	70,177,203
electrodiagnosis	3	grouping discharge	113
electromyography	9	Guillain-Barré 症候群 → GBS	
end-plate activity	84	Guyon 管症候群	193

H

end-plate noise	84,85	habituation	52,150
end-plate potential → EPP		hereditary neuropathy with liability to pressure palsies → HNPP	
end-plate spike	85		
end-plate zone	85	high-amplitude MUP	102
		HNPP	213
		H 波	51

I

iliopsoas	93
inching study	68
initial deflection	27,38
innervation ratio	74
insertional activity	78,83
inter-potential interval	→ IPI
IPI	140
irregular	80

J

jitter	126

L

Lambert-Eaton 筋無力症候群	
→ LEMS	
late response	48
lateral antebrachial cutaneous nerve	176
LEMS	118,124,183,231
length-dependent phase cancellation	40,42
long-duration MUP	101

M

MABC	176
Martin-Gruber anastomosis	34
Mayer 波	160
MCD	141
MCS	22
MCV	32,168
mean consecutive difference	→ MCD
mean sorted difference	→ MSD
medial antebrachial cutaneous nerve	
→ MABC	
MEPP	85,126
MFAP	126
MG	124,129,183,229
miniature end-plate potential	
→ MEPP	
MMN	169
mononeuropathy	66,179,181
mononeuropathy multiplex	66
monopolar needle	78
motor nerve conduction studies	
→ MCS	
motor nerve conduction velocity	32
motor nerve conduction velocity	
→ MCV	
motor point	27
motor unit	9
motor unit	→ MU
motor unit potential	→ MUP
MSD	143
MU	74
multifocal motor neuropathy	
→ MMN	
MUP	9,74,96
――の波形分析	97
muscle direct stimulation	147
muscle fiber action potential	83
muscle fiber action potential	
→ MFAP	
myasthenia crisis	138
myasthenia gravis	→ MG
myokymic discharge	93
myopathic	103
myopathy	181,183
myotome	172
myotonic discharge	82,92,154,183
M 波	27

索 引

N

NAP	7
NCS	22
near field potential	38
nerve action potential	→ NAP
nerve conduction studies	→ NCS
nerve conduction study	5
neuromuscular junction	→ NMJ
neuromyotonic discharge	94
neuropathic	103
NMJ	124
normal sural and abnormal median sensory response	205

O

orthodromic	36

P

phase	99
phase cancellation	41, 42, 217
PIP	58
PL	32
plexopathy	175, 177
polyneuropathy	177, 179
polyphasic MUP	104
poor activation	111
positive sharp wave	86, 88
post-exercise exhaustion	132
post-exercise facilitation	132
postsynapse	184
Preston 法	189
presynapse	184
prolonged exercise test	156
proximal interphalangeal joint	→ PIP
proximal latency	→ PL
pseudo-conduction block	70

R

radiculopathy	170, 172, 173
Ranvier 絞輪	25
rapid recruitment	110
recruitment	81
recruitment frequency	108
recruitment ratio	108
reduced recruitment	110
regular	80
reinnervation	100
repetitive nerve stimulation study	8
residual latency	33
rise time	100
RL	33

S

saltatory conduction	24
satellite potential	105
Schwann 細胞	24, 66
SCS	22
SCV	40, 169
semi-rhythmic	80, 90
sensory nerve action potential	→ SNAP
sensory nerve conduction studies	→ SCS
sensory nerve conduction velocity	→ SCV
SFAP	140
SFEMG	140
short exercise test	155
short-duration MUP	103
single fiber electromyography	→ SFEMG
single fiber needle electrode	140

single muscle fiber action potential	
→ SFAP	
size principle	81
small fiber neuropathy	24,36
SNAP	36,169
SN電極	140
spasticity	113
spontaneous activity	78,84
SSR	162
stability	100
supramaximal stimulation	34
sural sparing	205
sympathetic skin response → SSR	

T

temporal dispersion	30
terminal latency index → TLI	
Tibial N.	47
TLI	33
tremor	112
trend	143

U

unstable MUP	100,106,107

V

varying MUP	106,107,185
vasculitis	66
velocity recovery function → VRF	
VGCC	126
voltage-gated calcium channel	
→ VGCC	
VRF	141,143

W

waning	129,136,184
waxing phenomenon	131

【監修者紹介】

飛松省三　福岡国際医療福祉大学医療学部視能訓練学科 教授

- 1973 年　鹿児島ラ・サール高校卒業
- 1979 年　九州大学医学部卒業
- 1983 年　九州大学医学部脳研神経内科助手
- 1985 年　医学博士，シカゴ・ロヨラ大学医学部神経内科客員研究員
- 1987 年　九州大学医学部脳研生理助手
- 1991 年　同脳研臨床神経生理講師
- 1999 年　同大学院医学系研究科脳研臨床神経生理教授
- 2020 年～　現職，九州大学名誉教授

日本臨床神経生理学会前理事長，国際複合医工学会前理事長，認知神経学会理事，日本神経学会代議員

〈著書〉
「ここに目をつける！ 脳波判読ナビ」（南山堂，2016）
「ここが知りたい！ 臨床神経生理（編著）」（中外医学社，2016）
「ベッドサイドの臨床神経生理学」（中外医学社，2017）
「ここに気をつける！ 誘発電位ナビ　はじめの一歩から臨床と研究のヒントまで」（南山堂，2017）
「脳波に慣れる！デジタル脳波入門　脳波超速ラーニング［DVD 付き］」（南山堂，2018）
「脳波の行間を読む　デジタル脳波判読術」（南山堂，2019）など

【編者紹介】

有村公良　大勝病院 院長／鹿児島大学 臨床教授・非常勤講師

- 1976 年　鹿児島大学医学部卒
　　　　　鹿児島大学医学部第三内科入局
- 1980 年　産業医科大学神経内科助手
- 1983 年　鹿児島大学医学部第三内科助手
- 1988 年　アメリカ Mayo Clinic（臨床神経生理部門 visiting clinician）
- 1989 年　スウェーデン Uppsala 大学臨床神経生理学教室留学
- 1991 年　鹿児島大学医学部第三内科講師
- 1995 年　鹿児島大学医学部第三内科助教授
- 2003 年　鹿児島大学大学院医歯学総合研究科神経病学講座准教授
- 2010 年　大勝病院神経内科　副院長
- 2011 年～　現職

- 2010 年　第 19 回国際単線維筋電図学会会長
- 2015 年　日本臨床生理学会第 5 回学会賞（時実賞）

ここからはじめる！ 神経伝導検査・筋電図ナビ

2019年 6月 1日　1版1刷　　　　　　　　　©2019
2023年 2月10日　　　3刷

監修者　　　編　者
飛松省三　　有村公良
とびまつしょうぞう　ありむらきみよし

発行者
　株式会社 南山堂　代表者 鈴木幹太
　〒113-0034　東京都文京区湯島 4-1-11
　TEL 代表 03-5689-7850　　www.nanzando.com

ISBN 978-4-525-22571-1

JCOPY ＜出版者著作権管理機構 委託出版物＞

複製を行う場合はそのつど事前に（一社）出版者著作権管理機構（電話03-5244-5088，FAX 03-5244-5089, e-mail: info@jcopy.or.jp）の許諾を得るようお願いいたします．

本書の内容を無断で複製することは，著作権法上での例外を除き禁じられています．また，代行業者等の第三者に依頼してスキャニング，デジタルデータ化を行うことは認められておりません．